RECONNECTION A SOI (RE)TROUVER SA

FÉMINITÉ ET SA PUISSANCE INTÉRIEURE.

DU MÊME AUTEUR

Reconnection a soi (re)trouver sa féminité et sa puissance intérieure. (2025)

MAËVA PERRIER PASQUET

RECONNECTION A SOI (RE) TROUVER SA FÉMINITÉ ET SA PUISSANCE INTÉRIEURE.

Le Code de la propriété intellectuelle n'autorisant, aux thermes de l'article L.122-5, 2° et 3° a d'une part que les « copies ou reproductions strictement réservées à l'usage privé du copiste et non destinés à une utilisation collective » et, d'autre part, que les analyses et les courtes citations dans un but d'exemple et d'illustration, « toute représentation ou reproduction intégrale ou partielle faite sans le consentement de l'auteur ou de ses ayants droit ou ayant cause est illicite » (art. L. 122-4)

Cette représentation ou reproduction, par quelque procédé que ce soit, constituerait donc une contrefaçon, sanctionnée par les articles L. 335-2 et suivants du Code de la propriété intellectuelle

ISBN : 978-2-3225-5565-9

À toutes les femmes de ma vie.

À toutes les femmes qui m'ont élevée.

À toutes les femmes, lumière du monde, qui portent en elles la force, la douceur et l'infini.

Que ces pages célèbrent votre essence et votre éclat.

SOMMAIRE :

INTRODUCTION

PARTIE 1 : COMPRENDRE LE MAL ET SES RACINES

Les causes fréquentes de mal être chez la femme

La déconnexion avec son corps et ses émotions

Les croyances limitantes sur la féminité et le corps

Outils

PARTIE 2 : RETROUVER SON CORPS

L'importance d'écouter son corps

Présentation de mes soins

Pratiques pour s'ancrer dans le moment présent

Outils

PARTIE 3 : RÉTABLIR LE LIEN AVEC SA FÉMINITÉ

Qu'est-ce que la féminité au-delà des stéréotypes ?

L'importance de prendre soin de soi sans culpabilité

Comment retrouver confiance en soi et en son corps

Outils

PARTIE 4 : APPROCHES NATURELLES DE L'AMINCISSEMENT ET L'ÉNERGIE

Comprendre son corps pour adopter des solutions durables

Les bases d'une approche saine et naturelle pour se sentir mieux dans sa peau

Outils

PARTIE 5 : RETROUVER SON POUVOIR INTÉRIEUR

Se réapproprier ses choix et ses désirs

L'importance des limites et de dire non

Célébrer son parcours et ses victoires

Le patriarcat et la culture du viol

Outils

PARTIE 6 : CONNAÎTRE SON CORPS ET SES CYCLES POUR VIVRE PLEINEMENT SA FÉMINITÉ

Pourquoi se reconnecter à son corps ?

Comprendre son anatomie féminine

Les phases du cycle menstruel

Lien entre les phases menstruelles et les archétypes féminins

Régularité et diversité des cycles

Différences individuelles et importance de respecter son propre rythme

Observer et suivre ses cycles

Bien vivre son cycle au quotidien

Célébrer ses règles

Reconnecter avec la sensibilité et le plaisir

Se reconnecter aux cycles naturels de la terre

Les liens entre la femme et la nature

La lune, les saisons et leur influence sur le cycle féminin

Écouter son intuition

Outils

CONCLUSION

Chaque femme est unique et le chemin de reconnexion est personnel

ANNEXES

REMERCIEMENTS

INTRODUCTION

Toute ma vie d'adulte, je me suis cherchée. J'ai suivi un chemin par "défaut", sans jamais vraiment savoir ce que je voulais. J'ai toujours suivi la voie qu'on me disait de suivre. Après des études d'auxiliaire de puériculture que j'ai aimé, je me suis retrouvée à travailler dans des crèches, mais tout faisait de moins en moins sens.

Chaque matin, je me réveillais avec une boule au ventre, et de plus en plus de migraines, mes émotions étaient en vrac, je n'avais presque aucune motivation. C'était une lutte quotidienne.

J'ai changé de lieu, j'ai fait des formations, tout en restant dans le domaine de la petite enfance. Mais au fond, je détestais tout. Je me forçais, je souriais et je faisais pour faire comme tout le monde, avoir un CDI, acheter une maison, etc. Je souriais, mais je me sentais vide. Les gens disaient de moi que j'avais un caractère "difficile", mais en réalité je ne trouvais pas ma place.

J'en ai eu marre, alors j'ai tout arrêté, j'ai fait un bilan de compétences et, j'ai trouvé ma voie. Le massage. J'ai même perdu 40 kilos. Malgré cela, il manquait quelque chose au fond de moi. Je me sentais quand même perdue, professionnellement j'étais comblée, mais personnellement je ne savais plus qui j'étais. J'étais perdue. Je ne me connaissais pas.

Alors, j'ai commencé un coaching, c'est loin d'avoir été facile, mais ça a été également tellement salvateur, j'ai rencontré ISIS, et surtout j'ai rencontré Maëva, celle que je suis vraiment et qui sait ce qu'elle vaut aujourd'hui.

C'est à la même période que j'ai testé une cure de madérothérapie et le drainage lymphatique brésilien. Et aux vues des superbes résultats sur moi-même, j'ai voulu me former également afin d'en faire profiter le maximum de femmes.

En prenant en charge de plus en plus de clientes, beaucoup manquent de confiance en elle et se voient des défauts qui réellement n'existent pas ou presque, c'est là que rentre en scène ISIS, elle permet en complément de travailler sur certains blocages, afin de s'accepter de se reconnecter à soi-même et à sa féminité.

Qui n'a jamais entendu dire qu'une femme finirait seule parce qu'elle est « trop caractérielle »? Ou qu'elle est une « salope » parce qu'elle assume sa liberté ? Ces jugements ne viennent pas de nulle part : ils sont les échos d'une société patriarcale qui façonne nos vies depuis des générations.

Nous portons en nous les blessures de celles qui nous ont précédées, marquées par des violences banalisées, des viols conjugaux déguisés en « devoir », l'injonction à procréer pour servir une démographie nationale, et tant d'autres oppressions. Ces héritages pèsent sur notre identité et rendent parfois difficile la compréhension de qui nous sommes vraiment. Et dans cette confusion, il n'est pas rare de tomber amoureuse d'hommes qui profitent de nos doutes, de nos luttes pour nous affirmer.

Mais qu'en est-il des hommes qui traversent les mêmes tourments ? Sont-ils jugés comme nous le sommes ? Non. Eux, on les admire, on les excuse : ils deviennent des « Don Juan », des séducteurs invétérés, les rois de la basse-cour. À les entendre, ce sont eux les victimes, poursuivis par des femmes vénales qui n'en voudraient qu'à leur situation.

Deux poids, deux mesures. Toujours. Même si nous devons le reconnaître, cela est fait de manière inconsciente. C'est pour cela que je commence par vous inviter à réfléchir à ses fois ou sans vouloir blesser vous avez eu ces comportements même en tant que femme. Il ne sert à rien de vous blâmer pour cela, le principal est d'en prendre conscience et de faire de son mieux afin de changer ses comportements.

Apprendre à savoir qui nous sommes nous permet a notre niveau de lutter contre ses différences, même si ça ne se fera pas en 1 jour. Chaque pas est important.

Découvrir l'écoute de son corps et de l'énergie qui l'anime, afin de se retrouver soi.

En tant que massothérapeute et énergéticienne, j'ai accompagné de nombreuses femmes dans leur cheminement vers une meilleure compréhension d'elles-mêmes.

Ce livre est une extension de ma mission : aider chaque femme à se reconnecter à son essence, à retrouver confiance en sa féminité et à rééquilibrer son corps et son esprit.

Ce livre est conçu comme un compagnon bienveillant pour celles qui traversent ou ont traversé des périodes de doutes, de mal-être ou de bouleversements. Je vous invite à explorer chaque chapitre à votre rythme, à pratiquer les exercices proposés et à embrasser pleinement votre chemin vers une version plus apaisée et confiante de vous-même.

Reconnecter avec son corps, c'est un acte de rébellion douce : c'est refuser de se conformer à ses attentes extérieures et choisir de se réapproprier son intimité.

LETTRE OUVERTE AUX HOMMES ET À CELLES QUI PERPÉTUENT LE PATRIARCAT.

Chers hommes, chères femmes,

Aujourd'hui, je vous écris non pas pour accuser, mais pour interroger. Pour poser des mots sur ce que nous vivons, sur ce que nous reproduisons souvent sans même en avoir conscience. Je vous écris avec l'espoir d'une prise de conscience collective, avec l'envie d'un monde plus juste, plus équilibré, plus humain.

Le patriarcat n'est pas seulement une histoire d'hommes dominant les femmes. C'est un système bien plus vaste, insidieux, qui dicte nos rôles, nos comportements, nos attentes. Il enferme autant qu'il hiérarchise. Il oppresse autant qu'il s'auto-entretient. Il réduit les hommes à une virilité imposée et les femmes à des fonctions prédéfinies.

Mais ce système ne se perpétue pas seul. Il trouve sa force dans l'habitude, dans l'éducation, dans les traditions qui se transmettent de génération en génération. Et si les hommes en sont souvent les bénéficiaires, certaines femmes, parfois inconsciemment, en sont aussi les garantes. Lorsqu'une mère apprend à son fils qu'un « vrai homme ne pleure pas », lorsqu'une femme juge une autre sur ses choix de vie, lorsqu'une amie banalise une agression sous prétexte que « c'est comme ça depuis toujours », alors c'est tout le système qui se renforce.

Mais nous avons le choix. Celui de questionner nos comportements. Celui d'écouter et d'apprendre. Celui de ne plus perpétuer ce qui nous enferme tous et toutes.

Alors je vous pose cette question : quel monde voulons-nous vraiment ? Un monde où l'on s'adapte à des rôles imposés, ou un monde où chacun et chacune peut être pleinement soi, librement ? Il n'est jamais trop tard pour se remettre en question, pour déconstruire, pour reconstruire ensemble.

Avec espoir et détermination,

Maëva

PARTIE 1 :

Comprendre le mal-être et ses racines.

LES CAUSES FRÉQUENTES DU MAL-ÊTRE CHEZ LA FEMME :

Chaque femme porte en elle des expériences uniques qui peuvent laisser des empreintes profondes.
- Les pressions sociales,
- Les événements traumatiques,
- Les transitions de vie (changement de carrière, maternité, séparation)

sont souvent des moments où le lien avec soi-même se fragilise.

Ce mal-être se manifeste parfois par une perte de confiance en soi, en son corps et/ou un sentiment de déconnexion avec son énergie féminine. Le sentiment d'échec de sa vie, de ne plus rien savoir faire.

Le mal-être chez les femmes peut avoir des causes variées, qui peuvent être physiques, psychologiques, sociales ou environnementales. En voici les causes les plus fréquentes :

CAUSES PSYCHOLOGIQUES

Stress et anxiété : Liés aux responsabilités professionnelles, familiales, et/ou sociales.

Dépression : Souvent associée à des pressions sociales, des traumatismes, ou des troubles biologiques.

Estime de soi : Les pressions pour répondre à des normes physiques ou sociales peuvent affecter la confiance en soi.

Traumatismes : Des expériences de violences (physiques, sexuelles, ou émotionnelles) peuvent avoir des impacts durables.

CAUSES HORMONALES ET BIOLOGIQUES

Syndrome prémenstruel (SPM) : Peut provoquer des sautes d'humeur, de l'irritabilité ou de la tristesse.

Grossesse et post-partum : Changements physiques, hormonaux et émotionnels durant cette période.

Ménopause : Bouffées de chaleur, insomnie, et autres symptômes qui peuvent affecter le bien-être émotionnel et physique.

Troubles hormonaux : Par exemple, le syndrome des ovaires polykystiques (SOPK) ou des problèmes thyroïdiens.

CAUSES SOCIALES

Pression culturelle ou sociale : Attentes sociétales sur l'apparence, la maternité, ou la réussite professionnelle.

Inégalités de genre : Discrimination au travail, inégalités salariales, surcharge de tâches ménagères ou charge mentale et sexuelle.

Isolement social : Manque de soutien ou de vie sociale.

CAUSES PROFESSIONNELLES

Burn-out : Exigences élevées, manque de reconnaissance ou déséquilibre travail-vie personnelle.

Harcèlement : Sur le lieu de travail ou ailleurs. Il peut être physique, sexuel mais aussi moral.

CAUSES PHYSIQUES

Maladies chroniques : Douleurs, fatigue, ou inconfort liés à des pathologies (fibromyalgie, endométriose, etc.).

Sommeil insuffisant : Souvent causé par des responsabilités multiples ou des troubles du sommeil divers.

FACTEURS DE MODE DE VIE

Manque d'activité physique : Peut contribuer à l'apathie ou à un sentiment de stagnation.

Alimentation déséquilibrée : Un régime pauvre en nutriments essentiels peut aggraver le mal-être.

Consommation de substances : L'abus d'alcool, de tabac ou de médicaments peut être une cause ou un symptôme de mal-être.

CAUSES RELATIONNELLES

Problèmes familiaux : conflits dans le couple, difficultés parentales, ou tensions avec les proches.

Absence de soutien émotionnel : Peut amplifier les sentiments de solitude ou d'abandon.

TRAUMATISMES LIÉS AUX VIOLENCES

Violences conjugales : Physiques, verbales, ou émotionnelles.

Harcèlement ou agression sexuelle : Peut laisser des séquelles émotionnelles profondes.

APPROCHES POUR Y FAIRE FACE :

Il est essentiel d'identifier la source du mal-être pour mettre en place des solutions adaptées.

CELA PEUT INCLURE :
- La thérapie ou le soutien psychologique.
- Des activités relaxantes comme le yoga, la méditation, ou des loisirs.
- La recherche d'un soutien social ou communautaire.
- Un suivi médical en cas de troubles physiques ou hormonaux.
- La mise en place de rituels pour prendre le temps pour soi et se (re)découvrir.

LA DÉCONNEXION AVEC SON CORPS ET SES ÉMOTIONS :

COMMENT LA DÉCONNEXION SE MANIFESTE ?

Vous pouvez ressentir une fatigue persistante, un sentiment d'éparpillement ou une difficulté à vous reconnaître dans le miroir. Ces signes sont souvent des appels à renouer avec vous-même, à écouter votre corps et à lui offrir l'attention qu'il mérite.

Dans notre société moderne, il est de plus en plus courant pour les femmes de ressentir une déconnexion profonde avec leur corps et leurs émotions. Cette distance, souvent insidieuse, peut être le résultat d'une combinaison de pressions sociales, de responsabilités à porter et d'un rythme de vie effréné qui laisse peu de place à l'introspection.

Comprendre les causes et les conséquences de cette déconnexion est essentiel pour amorcer un chemin de réconciliation avec soi-même.

LES CAUSES DE LA DÉCONNEXION

Les pressions sociales et culturelles. Depuis des siècles, la société impose des standards à la fois sur l'apparence physique et sur les rôles que les femmes doivent endosser. Ces normes rigides peuvent pousser les femmes à se concentrer davantage sur ce qu'elles « devraient » être plutôt que sur ce qu'elles ressentent véritablement. La quête de perfection, qu'il s'agisse de l'image corporelle ou des réussites personnelles, peut les détourner de leur essence.

Le rythme de vie moderne, entre les obligations professionnelles, familiales et sociales, beaucoup de femmes se retrouvent piégées dans un tourbillon d'activités. Ce rythme effréné laisse peu de place à l'écoute de soi. Les signaux envoyés par le corps (fatigue, douleur, inconfort) sont souvent ignorés au profit de l'accomplissement des tâches quotidiennes.

Les traumatismes et blessures émotionnelles, les expériences de violences physiques ou émotionnelles, les pertes ou les déceptions profondes, la maladie, peuvent amener les femmes à se couper de leurs émotions pour se protéger. Cette stratégie de survie, bien que compréhensible, peut à long terme engendrer un éloignement définitif entre le corps et l'esprit.

La pression de performance dans un monde qui valorise la productivité et la compétition, les femmes peuvent ressentir une pression constante à être performantes, que ce soit au travail, à la maison ou dans leurs relations. Cette pression peut les amener à minimiser leurs besoins personnels et à ignorer leurs émotions.

LES CONSÉQUENCES DE LA DÉCONNEXION
Troubles physiques : une déconnexion avec le corps peut se manifester par des troubles somatiques comme des douleurs chroniques, des problèmes digestifs, ou encore des troubles hormonaux. *Ignorer les besoins du corps finit souvent par engendrer des problèmes de santé.*

Détérioration de la santé mentale : ne pas être en phase avec ses émotions peut mener à des sentiments de vide, d'apathie ou de dépression. Les émotions non exprimées peuvent s'accumuler et se transformer en angoisse ou en irritabilité.

Difficultés relationnelles : lorsque l'on n'est pas connecté à ses propres besoins et émotions, il devient difficile d'être authentique dans ses relations avec les autres. Cela peut créer des malentendus, des conflits ou un sentiment d'isolement.

Perte de sens : une déconnexion profonde peut conduire à un sentiment d'égarement, où les objectifs de vie semblent flous et où la motivation à avancer diminue.

COMMENT SE RECONNECTER ?

Pratiquer l'écoute de soi : Apprendre à être à l'écoute de son corps et de ses émotions est une première étape. Cela peut passer par des pratiques comme la méditation, le yoga, ou la journée émotionnelle, où l'on note ses ressentis chaque jour.

Ralentir le rythme : prendre le temps de ralentir permet de se recentrer. Cela peut inclure des moments de pause dans la journée pour respirer, se détendre ou simplement être.

Explorer ses émotions : accueillir ses émotions, sans les juger, est essentiel. Les émotions sont des signaux qui méritent d'être compris et respectés. Travailler avec un thérapeute ou participer à des ateliers d'éveil émotionnel peut être très aidant.

Réévaluer ses priorités : se reconnecter passe également par une réflexion sur ce qui compte vraiment. Quelles sont vos vraies valeurs ? Vos besoins ? Vos désirs profonds ?

Se rapprocher de la nature : la nature offre un cadre apaisant pour renouer avec son corps et ses sensations. Une simple promenade en forêt ou au bord de la mer peut avoir un effet rééquilibrant puissant, vous pouvez vous rapprocher et vous entourer de votre arbre tutélaire.

CONCLUSION :

Se reconnecter avec son corps et ses émotions est un chemin personnel, mais nécessaire pour retrouver un équilibre global. En reconnaissant les signes de déconnexion et en prenant des mesures concrètes pour y remédier, chaque femme peut retrouver une harmonie qui nourrit son bien-être et son épanouissement. L'essentiel est de s'accorder du temps et de l'indulgence dans ce processus de reconnexion.

LES CROYANCES LIMITANTES SUR LA FÉMINITÉ ET LE CORPS:

Depuis toujours, on entend marteler des vérités auxquelles on voudrait croire de toutes nos forces.

Les filles se marient avec le prince charmant. Le prince charmant subvient à leurs besoins et leur apporte enfants et soulagement. Mais tous les hommes n'ont pas envie, ni ne peuvent être des princes charmants et certaines d'entre nous n'ont pas plus envie de ressembler à ces connasses de princesse Disney !

Et puis qu'est-ce qu'on connaît de la vie de ses princesses une fois mariées et avec des gosses ? Pas sûre qu'elles prennent le temps de se pomponner TOUS les jours, d'être derrière les fourneaux ou au ménage TOUTE la journée !

Depuis toujours, on nous incite à suivre ce chemin parfait. C'est bien, c'est conventionnel, ça évite le regard réticent des autres, leur jugement moralisateur qui peut être la source de tellement de complexes ou de croyances limitantes !

En réalité, nous ne sommes obligées de RIEN ! En réalité, on a le droit d'emprunter des chemins différents tant que celui-ci nous CORRESPOND. En réalité, on peut être SOI-MÊME, en phase avec SOI-MÊME !

Les croyances limitantes sont des idées préconçues ou des jugements, souvent inconscients, qui restreignent notre perception de nous-mêmes et de nos possibilités. En ce qui concerne la féminité et le corps, ces croyances peuvent avoir un impact profond sur la manière dont les femmes se perçoivent, interagissent avec leur environnement et s'épanouissent. Identifier et déconstruire ces croyances est une étape essentielle pour retrouver une relation saine avec soi-même.

QU'EST-CE QU'UNE CROYANCE LIMITANTE ?
Une croyance limitante est une idée acceptée comme vérité, mais qui ne repose pas forcément sur des faits réels.
Ces croyances sont souvent le fruit de l'éducation, des normes sociales, des expériences personnelles ou des influences médiatiques. Lorsqu'elles concernent la féminité et le corps, elles peuvent engendrer un sentiment d'incomplétude, de rejet ou d'auto-sabotage.

EXEMPLES DE CROYANCES LIMITANTES SUR LA FÉMINITÉ :

Être femme signifie être fragile ou émotionnelle : cette croyance repose sur des stéréotypes de genre qui réduisent la féminité à des traits perçus comme faibles ou irrationnels. Elle peut pousser les femmes à réprimer leurs émotions ou à surcompenser en adoptant des comportements perçus comme « forts ».

Pour être féminine, il faut correspondre à certains standards physiques : cette croyance est renforcée par les représentations médiatiques d'une « femme idéale » : mince, jeune, et conforme à des normes esthétiques précises. Cela peut créer un sentiment de rejet de son propre corps.

La beauté est une priorité pour une femme : l'idée que la valeur d'une femme repose principalement sur son apparence physique peut conduire à une obsession de la perfection et à une déconnexion avec ses aspirations personnelles.

Les femmes doivent plaire avant tout : cette croyance, enracinée dans une histoire patriarcale, limite les femmes en les encourageant à se concentrer sur les attentes des autres plutôt que sur leurs propres désirs.

Être féminine, c'est être maternelle et douce : si ces qualités peuvent être valorisées, les imposer comme un passage obligatoire limite l'expression de la féminité sous d'autres formes.

Être une vraie femme c'est pouvoir avoir des enfants et en avoir facilement : La valeur et l'identité d'une femme ne se mesurent ni à sa capacité à enfanter ni à la facilité avec laquelle elle pourrait le faire. Être une "vraie" femme, c'est avant tout être en accord avec soi-même, quelle que soit son expérience de la maternité.

EXEMPLES DE CROYANCES LIMITANTES SUR LE CORPS :
Mon corps doit être parfait pour m'aimer : beaucoup de femmes croient que leur valeur personnelle est proportionnelle à leur apparence physique, ce qui peut engendrer de l'insatisfaction chronique et un sentiment d'échec.

Je ne peux pas être belle avec des imperfections : cette croyance mène souvent à une focalisation excessive sur les détails physiques perçus comme des défauts, comme les rides, les cicatrices ou le poids.

Le vieillissement est un ennemi : dans une société obsédée par la jeunesse, vieillir est souvent perçu comme une perte de valeur. Cette croyance peut rendre difficile l'acceptation de soi avec le temps.

Mon corps doit répondre aux attentes des autres : l'idée que l'on doit changer ou adapter son corps pour être acceptée limite la capacité à être pleinement soi-même.

Je ne peux pas être active ou réussir avec ce corps : cette croyance peut freiner les ambitions ou la confiance en soi, en associant la capacité à accomplir des objectifs à des critères physiques.

LES CONSÉQUENCES DES CROYANCES LIMITANTES :

Dévalorisation de soi : les femmes qui intègrent ces croyances se sentent souvent insuffisantes, ce qui peut nuire à leur estime personnelle.

Troubles alimentaires et obsession de l'image : l'idéalisation de certains standards physiques peut conduire à des comportements malsains comme les régimes excessifs ou les troubles alimentaires.

Déconnexion avec le corps : les femmes peuvent ignorer les besoins de leur corps ou refuser de l'écouter, ce qui peut engendrer des problèmes de santé plus ou moins grave.

Blocages dans l'épanouissement personnel : ces croyances peuvent freiner la prise de risques, la confiance en soi et l'épanouissement dans la vie personnelle ou professionnelle.

COMMENT DÉCONSTRUIRE CES CROYANCES ?
Identifier les croyances limitantes : prenez le temps de réfléchir aux messages que vous avez intériorisés sur la

féminité et le corps de la femme. Posez-vous des questions : D'où viennent ces idées ? Sont-elles vraiment vérités ?

Remplacer les croyances limitantes par des croyances épanouissantes : transformez les énoncés limitants en affirmations positives. Par exemple, remplacez « Je dois être parfaite pour être aimée » par « Je m'aime et je suis aimée telle que je suis ».

Se recentrer sur ses propres besoins : apprenez à écouter votre corps et vos émotions, en laissant de côté les attentes extérieures. Se poser la question, quel est le message que mon corps m'envoie ?

S'entourer de modèles positifs : entourez-vous de personnes et de contenus qui valorisent la diversité, l'authenticité et l'acceptation de soi.

Pratiquer l'auto-compassion : soyez indulgente envers vous-même et rappelez-vous que la perfection n'existe pas. Honorez vos efforts et vos progrès.

CONCLUSION :

Déconstruire les croyances limitantes sur la féminité et le corps est un processus libérateur qui permet de se réapproprier son identité et de s'épanouir pleinement. En remettant en question ces idées figées et en adoptant une vision plus inclusive et bienveillante, chaque femme peut renouer avec sa véritable essence et vivre en harmonie avec elle-même.

Et oui c'est compliqué ! Mais malgré les doutes et les peurs, c'est tellement salvateur !

OUTILS :

QUESTIONNAIRE POUR IDENTIFIER LES BLOCAGES.

Prenez un moment pour répondre à ces questions :

Quels moments de ma vie ont été les plus bouleversants pour moi ?

_____

_____

_____

Comment je me sens dans mon corps actuellement ?

_____

_____

_____

Quelles émotions ou pensées reviennent souvent dans ma journée ?

_____

_____

_____

Quels sont les moments où je me suis sentie pleinement connectée à moi-même ?

_____

_____

_____

Ces réponses sont des pistes pour explorer votre chemin de reconnexion.

ÉCRITURE LIBRE : "QU'EST-CE QUE JE RESSENS DANS MON CORPS AUJOURD'HUI ?"

_____

PARTIE 2 :

Retrouver son corps.

L'IMPORTANCE D'ÉCOUTER SON CORPS :

Notre corps est Notre premier allié dans ce voyage. Il nous parle constamment à travers des signaux, qu'ils soient subtils ou intenses. Trop souvent, nous ignorons ces messages jusqu'à ce que le corps exprime un mal-être plus profond.

Dans un monde où la rapidité et la performance sont souvent glorifiées, il est facile d'ignorer les signaux que nous envoie notre corps. Pourtant, écouter son corps est une compétence essentielle pour maintenir un équilibre physique, émotionnel et mental. Prendre le temps de se connecter à soi-même peut transformer la manière dont nous vivons et abordons notre santé.

Quand une femme est déconnectée de son corps et de ses émotions, son organisme peut envoyer divers signaux. Ces manifestations peuvent être physiques, émotionnelles ou comportementales.

Voici une liste des signaux courants :

SIGNAUX PHYSIQUES

Fatigue chronique : un manque d'énergie persistant, même après une période de repos, peut indiquer un déséquilibre entre les besoins du corps et ce qui lui est donné.

Douleurs inexpliquées : des tensions dans les épaules, le cou, le dos ou des maux de tête fréquents peuvent refléter un stress ou des émotions refoulées.

Troubles digestifs : ballonnements, douleurs abdominales ou problèmes digestifs comme le syndrome de l'intestin irritable sont souvent liés à des émotions non exprimées.

Problèmes de sommeil : difficultés à s'endormir, réveils nocturnes ou insomnies reflètent souvent un esprit préoccupé et une déconnexion avec ses besoins.

Variations hormonales : cycles menstruels irréguliers, symptômes prémenstruels exacerbés ou douleurs inhabituelles peuvent être amplifiés par une absence de lien avec son corps.

Tensions musculaires ou engourdissements : le corps peut accumuler des tensions dans certaines zones, souvent les mâchoires, le ventre ou les membres.

SIGNAUX ÉMOTIONNELS

Difficulté à identifier ses émotions : ne pas savoir si l'on est triste, en colère ou anxieuse, ou ressentir un flou émotionnel constant.

Sentiment de vide ou d'apathie : une impression de désintérêt général ou de déconnexion avec la joie de vivre.

Explosions émotionnelles soudaines : des réactions disproportionnées (colère, pleurs) face à des situations banales peuvent révéler des émotions refoulées.

Anxiété ou nervosité constante : une inquiétude permanente peut être le signe d'une difficulté à reconnaître ses besoins internes.

Tendance à l'engourdissement émotionnel : une incapacité à ressentir pleinement la joie, la tristesse ou d'autres émotions, comme si l'on était coupé de soi-même.

SIGNAUX COMPORTEMENTAUX

Auto-négligence : oublier de prendre soin de soi, de se nourrir correctement, de bouger ou de respecter son besoin de repos.

Dépendances compensatoires : une utilisation excessive de nourriture, d'alcool, de réseaux sociaux ou de travail pour éviter de ressentir ce qui se passe en soi.

Procrastination ou hyperactivité : une fuite des tâches importantes ou, à l'inverse, une sur-occupation pour éviter le silence et l'introspection.

Isolement social : une tendance à éviter les relations ou, à l'inverse, une sur-dépendance aux autres pour combler un vide intérieur.

Manque d'intuition corporelle : incapacité à reconnaître des besoins simples, comme la faim, la soif, ou le besoin de repos.

POURQUOI CES SIGNAUX APPARAISSENT ?

Accumulation de stress : lorsque les émotions sont ignorées ou refoulées, le corps trouve des moyens alternatifs pour attirer l'attention.

Perte de connexion corps-esprit : une vie trop orientée sur les attentes extérieures ou sur le mental peut entraîner une déconnexion du ressenti corporel.

Pression sociétale : Les normes imposées sur la féminité et le rôle des femmes peuvent amener à ignorer leurs propres besoins pour satisfaire les attentes externes.

QUE FAIRE EN CAS DE CES SIGNAUX ?

Prendre du recul : identifiez les moments où ces signaux se manifestent. Quels en sont les déclencheurs ?

_____

_____

_____

Se reconnecter progressivement : commencez par des pratiques douces comme la méditation, le yoga ou la respiration consciente.

Exprimer ses émotions : écrivez, parlez à un proche ou consultez un professionnel pour donner une voix à vos ressentis.

Écouter son corps : prenez l'habitude de scanner vos sensations corporelles plusieurs fois par jour.

POURQUOI ÉCOUTER SON CORPS EST ESSENTIEL ?

Le corps est un messager : notre corps parle à travers des sensations, des douleurs, ou des tensions. Ces signaux sont des indicateurs précieux de ce qui se passe à l'intérieur de nous, qu'il s'agisse d'un besoin physique, comme le repos ou la nourriture, ou d'un état émotionnel, comme le stress ou l'anxiété.

Prévenir les problèmes de santé : en étant attentif aux signaux précoces, il est possible de détecter et d'agir avant que de petits inconforts ne deviennent des problèmes plus graves. Par exemple, une fatigue persistante peut être le signe d'un surmenage ou d'un déséquilibre hormonal.

Favoriser une meilleure gestion des émotions : nos émotions se manifestent souvent physiquement. La boule au ventre avant une présentation, les mâchoires crispées en cas de colère ou les tensions dans les épaules sous le poids des responsabilités : tout cela témoigne du lien profond entre le corps et les émotions. Écouter son corps permet donc de mieux comprendre et accueillir ces états intérieurs.

Se réapproprier son bien-être : dans un univers saturé de conseils et de standards imposés par l'extérieur, écouter son corps est un acte de résistance et d'auto-compassion. Cela permet de définir ses propres besoins et d'agir en conséquence.

COMMENT ÉCOUTER SON CORPS AU QUOTIDIEN ?
Pratiquer la pleine conscience : la pleine conscience aide à se reconnecter à l'instant présent et aux sensations corporelles. Quelques minutes de respiration consciente ou une courte méditation peuvent suffire pour s'ancrer.

Observer ses sensations physiques : prenez le temps d'identifier ce que vous ressentez : énergie, fatigue, tensions, légèreté, inconfort... Ces observations sans jugement sont la première étape vers une meilleure compréhension de votre corps.

Quelles sont mes sensations physiques ?

_____

_____

_____

Développer une alimentation intuitive : écouter son corps implique aussi de prêter attention à la faim, à la satiété, et aux envies alimentaires sans culpabilité. L'alimentation intuitive favorise une meilleure relation avec la nourriture et aide à respecter les besoins réels du corps.

Bouger de manière adaptée : le mouvement est essentiel pour écouter et nourrir son corps. Plutôt que de se forcer à pratiquer une activité intense, choisissez des exercices qui vous font du bien, comme le yoga, la marche, ou la danse.

Respecter ses limites : apprenez à reconnaître les moments où votre corps a besoin de repos. Ignorer la fatigue ou pousser au-delà de ses capacités peut conduire à l'épuisement.

Tenir un journal corporel : notez vos sensations quotidiennes, vos émotions et vos besoins peut vous aider à identifier des schémas et à mieux comprendre comment votre corps communique.

LES BIENFAITS DE L'ÉCOUTE DE SON CORPS

Améliorer sa santé globale : en répondant aux besoins de votre corps, vous améliorez votre bien-être physique et prévenez de nombreux troubles.

Renforcer la confiance en soi : être à l'écoute de son corps permet de reprendre le contrôle de sa santé et de sa vie, renforçant ainsi la confiance en ses propres capacités.

Réduire le stress : prendre le temps de se connecter à son corps apaise l'esprit et aide à relâcher les tensions accumulées.

Favoriser l'épanouissement personnel : un corps en harmonie permet à l'esprit de s'épanouir. En écoutant votre corps, vous ouvrez la porte à une vie plus authentique et alignée avec vos besoins profonds.

CONCLUSION :

Écouter son corps est une invitation à ralentir et à renouer avec soi-même. En reconnaissant les signaux qu'il envoie et en y répondant avec bienveillance, nous pouvons transformer notre santé, notre relation à nous-mêmes et notre qualité de vie. C'est un voyage vers une meilleure compréhension de soi et une harmonie durable.

PRÉSENTATION DE MES SOINS :

RÉTABLIR L'ÉQUILIBRE : DES SOINS POUR UNE RECONNEXION PROFONDE AVEC SON CORPS.

Dans un monde où la rapidité et les sollicitations extérieures priment souvent sur l'écoute de soi, il est essentiel de trouver des moments pour se recentrer.

Les soins que je propose ont été pensés pour accompagner les femmes dans un voyage de reconnexion à leur corps, à leurs émotions et à leur essence profonde. Voici une présentation de chaque soin et de ce qu'il peut vous apporter.

Le Triangle d'Or d'Isis : un soin énergétique pour harmoniser l'être

Le Triangle d'Or d'Isis est une pratique énergétique sacrée qui trouve ses origines dans l'Égypte ancienne. Ce soin agit en profondeur sur le plan énergétique pour :

- Renforcer votre connexion à votre féminité sacrée en stimulant votre chakra du cœur et du plexus solaire.
- Libérer les blocages émotionnels et énergétiques accumulés au fil du temps.

- Apporter une profonde sensation de paix et de sérénité, en alignant votre corps, votre esprit et votre âme.

Ce soin est particulièrement adapté aux femmes qui se sentent déconnectées d'elles-mêmes, en quête de réconfort et d'équilibre intérieur.

Les massages relaxants : une invitation au lâcher-prise
Le massage relaxant est un moment privilégié pour :
- Apaiser les tensions physiques accumulées par le stress et les obligations quotidiennes.
- Relâcher les tensions mentales grâce à des mouvements doux et enveloppants.
- Rétablir une circulation énergétique fluide, favorisant un sentiment de bien-être global.

Ce soin agit comme une bulle de décompression, idéale pour retrouver une sensation de légèreté et de plénitude dans son corps.

La Madérothérapie : l'art de sculpter et revitaliser le corps

La madérothérapie est une technique qui utilise des instruments en bois spécifiques pour stimuler les tissus profonds. Ses bienfaits sont multiples :

- Stimuler la circulation sanguine et lymphatique, favorisant l'élimination des toxines.
- Tonifier la peau et réduire l'aspect de la cellulite, pour une silhouette harmonieuse.
- Débloquer les énergies stagnantes, permettant de retrouver une vitalité intérieure.

C'est un soin idéal pour les femmes qui souhaitent non seulement prendre soin de leur corps mais également se réapproprier leur image avec bienveillance.

Le drainage lymphatique brésilien : légèreté et détoxification

Le drainage lymphatique brésilien est une technique manuelle qui offre des résultats visibles et immédiats. Ses bienfaits incluent :

- Une réduction des gonflements et de la rétention d'eau, offrant une sensation de légèreté.

- Une amélioration de la circulation lymphatique, favorisant la détoxification naturelle du corps.
- Une peau raffermie et un effet sculptant immédiat.

Ce soin procure un sentiment de bien-être profond, tout en revitalisant et réveillant le corps.

CE QUE CES SOINS PEUVENT VOUS APPORTER
Chaque soin que je propose est une invitation à ralentir, à vous recentrer et à retrouver une harmonie entre votre corps et votre esprit. Ces pratiques ont pour but de :
- Vous reconnecter à vos sensations et à vos émotions.
- Libérer les tensions et les énergies bloquées.
- Vous permettre de retrouver confiance en votre corps et en votre féminité.
- Vous offrir un espace sécurisant pour prendre soin de vous, sans jugement.

Ensemble, nous créons un moment d'écoute et de transformation, afin que vous puissiez avancer sur votre chemin avec plus de légèreté, de confiance et de joie. Notre corps est notre allié : apprenons à l'écouter, à le chérir et à le respecter.

PRATIQUES POUR S'ANCRER DANS LE MOMENT PRÉSENT :

Dans une société où tout semble aller toujours plus vite, s'ancrer dans le moment présent est devenu un acte essentiel pour retrouver un état de calme, de centrage et d'équilibre. Ces pratiques permettent de se reconnecter à soi, à ses sensations et à la vie qui se déploie ici et maintenant.

VOICI QUELQUES APPROCHES SIMPLES ET EFFICACES POUR CULTIVER LA PLEINE PRÉSENCE.

La respiration consciente : un point d'ancrage immédiat

La respiration est un outil puissant pour ramener l'attention au moment présent. En prêtant attention à son souffle, on peut apaiser le mental et réduire le stress.

Exemple de pratique :
- Installez-vous dans un endroit calme, assis ou allongé.
- Fermez les yeux et concentrez-vous sur votre respiration.

- Inspirez lentement par le nez en comptant jusqu'à quatre, retenez votre souffle deux secondes, puis expirez doucement par la bouche en comptant jusqu'à six.
- Répétez cet exercice pendant 5 à 10 minutes.

Cette pratique apaise instantanément l'esprit et recentre l'attention sur le corps.

Le scan corporel : une exploration de ses sensations

Le scan corporel est une méthode qui consiste à porter attention aux différentes parties de son corps pour mieux ressentir ses sensations physiques et émotions.

Exemple de pratique :
- Allongez-vous confortablement ou asseyez-vous avec le dos droit.
- Fermez les yeux et commencez par porter attention à vos pieds. Quels sont les points de contact avec le sol ? Ressentez-vous de la chaleur, de la tension ?
- Remontez progressivement votre attention vers vos jambes, votre bassin, votre ventre, jusqu'à votre tête.
- Prenez le temps de détecter et d'accueillir chaque sensation, sans jugement.

Ce processus vous permet de vous reconnecter à votre corps et de cultiver une présence bienveillante.

La marche méditative : une alliance entre mouvement et présence

La marche méditative est une pratique simple qui combine le mouvement physique avec une attention consciente.

Exemple de pratique :
- Trouvez un endroit calme, en extérieur si possible.
- Marchez lentement, en synchronisant vos pas avec votre respiration. Par exemple, inspirez pendant deux pas, expirez pendant les deux suivants.
- Portez attention à vos pieds qui touchent le sol, à la sensation du vent sur votre peau ou aux bruits autour de vous.
- Si votre esprit commence à vagabonder, ramenez doucement votre attention à vos pas et à votre respiration.

Cette pratique est idéale pour se recentrer tout en se reconnectant à la nature.

La gratitude : se focaliser sur l'instant positif

La gratitude aide à ancrer son attention sur ce que l'on vit de positif dans l'instant présent, ce qui favorise un état d'esprit apaisé et joyeux.

Exemple de pratique :

- Prenez quelques minutes chaque soir pour écrire dans un carnet trois choses pour lesquelles vous êtes reconnaissante aujourd'hui.
- Il peut s'agir de petits détails : un rayon de soleil, une conversation agréable, ou un moment de calme.

Cette habitude vous aide à vous concentrer sur l'instant présent et à cultiver une vision positive.

Les gestes d'auto-soin : un rituel d'ancrage corporel

Prendre soin de soi peut devenir une pratique méditative si on y apporte une attention pleine et consciente.

Exemple de pratique :

- Lors d'une douche ou d'un bain, concentrez-vous sur les sensations de l'eau sur votre peau, la température, la texture du savon.

- Lorsque vous appliquez une crème ou une huile, faites-le lentement, en étant pleinement présente à vos mouvements.

Ces gestes simples favorisent un lien profond avec son corps et permettent de ralentir.

L'observation consciente : porter un regard neuf sur ce qui nous entoure

L'observation consciente consiste à accorder une attention totale à ce qui vous entoure ou à ce que vous faites, comme si vous le découvriez pour la première fois.

Exemple de pratique :
- Asseyez-vous dans un parc ou devant une fenêtre et observez les détails : les couleurs, les formes, les mouvements des arbres ou des passants.
- Prenez le temps de remarquer des éléments que vous n'aviez jamais remarqués auparavant.

Cette pratique stimule la curiosité et aide à apprécier la beauté du moment présent.

En intégrant ces pratiques à votre quotidien, vous découvrirez une manière nouvelle et apaisante de vivre, pleinement ancrée dans l'instant présent. Ces moments de connexion vous offriront un refuge face aux tumultes de la vie, tout en renforçant votre bien-être et votre harmonie intérieure.

OUTILS :

SÉANCES D'AUTO-MASSAGES GUIDÉES.
- Trouvez un endroit calme et asseyez-vous confortablement.
- Appliquez une huile essentielle ou une crème que vous appréciez sur vos mains.
- Commencez par masser doucement vos tempes en effectuant des mouvements circulaires.
- Descendez vers vos épaules, pressez doucement pour relâcher les tensions.
- Accordez une attention particulière à chaque zone de votre corps qui semble « appeler » votre soin.
- Ressentez les émotions qui remontent et laissez-les s'exprimer sans jugement.

EXERCICES DE MÉDITATION POUR L'ANCRAGE.
Durée : 10 à 15 minutes
Objectif : Vous reconnecter à votre corps, à vos émotions et à l'instant présent. Cet exercice est particulièrement utile pour calmer l'esprit et réduire le stress.

Étape 1 : Préparation
- Trouvez un endroit calme où vous ne serez pas dérangé.
- Installez-vous dans une position confortable, assise sur une chaise, un coussin ou même debout si cela vous convient mieux. Gardez le dos droit mais détendu.
- Posez vos mains sur vos genoux ou laissez-les reposer sur vos cuisses, paumes vers le haut ou vers le bas selon votre préférence.

Étape 2 : Entrée dans la méditation
- Fermez doucement les yeux ou laissez-les entrouverts avec un regard fixe et doux vers le sol.
- Prenez une grande inspiration par le nez, en gonflant votre ventre, puis expirez lentement par la bouche. Faites cela trois fois pour relâcher les tensions initiales.

Étape 3 : Connexion avec le corps
- Portez votre attention sur la sensation de vos pieds en contact avec le sol.
- Ressentez le poids de votre corps, la stabilité et la texture sous vos pieds.

- Imaginez que des racines poussent à partir de vos pieds, s'enfonçant profondément dans la terre.
- Avec chaque inspiration, sentez ces racines s'étendre et se renforcer.
- Avec chaque expiration, relâchez toute tension ou anxiété qui pourrait remonter à la surface.

Étape 4 : Connexion avec le souffle
- Amenez doucement votre attention à votre respiration. Ne la modifiez pas ; observez-la simplement. Sentez l'air entrer et sortir de vos narines, remarquez la montée et la descente de votre poitrine ou de votre ventre.
- Si votre esprit s'égare, ramenez doucement votre attention à votre souffle ou à vos racines qui vous ancrent.

Étape 5 : Renforcer l'ancrage avec une visualisation
- Imaginez que vous êtes un arbre robuste et majestueux. Vos pieds sont les racines, profondément ancrées dans le sol. Votre corps est le tronc, fort et stable. Vos bras et votre tête sont les branches, ouvertes au ciel.

- Avec chaque inspiration, sentez l'énergie de la terre monter à travers vos racines, remplir votre corps de stabilité et de calme.
- Avec chaque expiration, laissez partir tout ce qui ne vous sert plus, comme les feuilles mortes qui tombent doucement au sol.

Étape 6 : Retour au moment présent
- Prenez un moment pour remercier votre corps et votre esprit pour cet instant de connexion.
- Doucement, commencez à bouger vos doigts, vos orteils. Étirez-vous légèrement si nécessaire.
- Ouvrez les yeux lorsque vous êtes prête et prenez quelques instants pour observer votre environnement. Sentez-vous ancrée, calme et prête à poursuivre votre journée.

Conseil : Répétez cet exercice chaque fois que vous vous sentez dispersée ou stressée. Il vous aidera à retrouver votre centre et à vous sentir en phase avec le moment présent.

PARTIE 3 :

Rétablir le lien avec sa féminité.

QU'EST-CE QUE LA FÉMINITÉ, AU DELÀ DES STÉRÉOTYPES ?

La féminité ne se réduit pas à une apparence ou à une manière d'être. Elle est une énergie, une essence que chaque femme incarne à sa manière. Se reconnecter à sa féminité, c'est avant tout se libérer des attentes extérieures pour écouter ce que vous, en tant qu'individu unique, avez besoin de vivre.

La féminité est souvent réduite à des clichés :
- douceur,
- fragilité,
- élégance
- ou encore des normes liées à l'apparence physique
- aux comportements attendus.

Pourtant, ces stéréotypes ne représentent qu'une vision limitée et figée de ce que signifie être féminine.

La féminité véritable est une expérience profondément personnelle et universelle, qui va bien au-delà des étiquettes culturelles et sociales.

Au-delà des stéréotypes, la féminité peut être vue comme
- une énergie,

- un équilibre entre force et vulnérabilité, intuition et action.

Elle ne se limite pas à une expression genrée ou biologique : c'est une manière d'être et de ressentir le monde, accessible à tous les individus, indépendamment de leur sexe ou de leur identité.

La féminité est un espace de création et de connexion. C'est la capacité à nourrir, non seulement les autres, mais aussi soi-même. Elle se manifeste dans la capacité à écouter son intuition, à embrasser ses émotions, et à accueillir le changement avec grâce et résilience.

En redéfinissant la féminité, nous nous libérons des attentes imposées et découvrons une force intérieure incommensurable. Elle devient un terrain d'exploration où chaque personne peut exprimer son authenticité, dans la manière dont elle parle, agit, crée ou aime. La féminité n'est pas un moule dans lequel on doit rentrer, mais une richesse intérieure qui se manifeste différemment chez chacun.

En somme, dépasser les stéréotypes sur la féminité, c'est reconnaître qu'elle est plurielle, fluide et évolutive. C'est accepter qu'elle n'a pas besoin d'être validée par les normes extérieures, mais qu'elle trouve sa vérité dans l'individualité et la liberté d'être pleinement soi-même.

L'IMPORTANCE DE PRENDRE SOIN DE SOI SANS CULPABILITÉ :

Dans une société qui valorise la productivité, le dévouement aux autres et la performance constante, prendre soin de soi est parfois perçu comme un luxe, voire un acte **égoïste**. Pourtant, il s'agit d'une nécessité fondamentale, non seulement pour notre bien-être personnel, mais aussi pour notre capacité à interagir de manière équilibrée et authentique avec le monde qui nous entoure.

Prendre soin de soi, c'est reconnaître que nos besoins physiques, émotionnels et spirituels sont légitimes. C'est accepter que nous ne pouvons pas donner le meilleur de nous-mêmes aux autres si nous sommes épuisés, stressés ou déconnectés de notre propre essence. Pourtant, cette démarche s'accompagne souvent d'une certaine culpabilité, nourrie par des attentes extérieures ou des injonctions intériorisées.

Il est essentiel de déconstruire cette culpabilité en comprenant que s'occuper de soi n'est pas un acte d'égoïsme, mais d'équilibre.

- Se reposer,
- écouter son corps,
- cultiver ses passions
- prendre du temps pour soi

N'enlèvent rien à ce que l'on offre aux autres : au contraire, cela enrichit notre capacité à :

- Être présent,
- À aimer
- À contribuer pleinement.

Prendre soin de soi peut aussi être vu comme un acte de responsabilité envers soi-même et son entourage.

Cela signifie établir des limites saines, apprendre à dire non sans remords et reconnaître que nous avons le droit de nous prioriser. C'est un processus qui nous permet de nous reconnecter à nous-mêmes, d'apaiser notre esprit et de retrouver notre énergie.

Lorsque nous cultivons cette bienveillance envers nous-mêmes, nous envoyons un message puissant à notre entourage : celui que chacun a le droit de prendre soin de lui, sans justification ni culpabilité. Nous devenons des modèles de respect de soi, et ce respect rayonne dans nos relations et nos actions.

En fin de compte, prendre soin de soi sans culpabilité, c'est choisir de vivre en harmonie avec ses besoins, en acceptant qu'*être bien dans son corps et dans son esprit est la première étape pour construire une vie alignée et épanouissante*.

COMMENT RETROUVER CONFIANCE EN SOI ET EN SON CORPS :

Retrouver confiance en soi et en son corps est un cheminement qui demande du temps, de la bienveillance et une profonde réconciliation avec soi-même. Dans une société qui valorise souvent des standards irréalistes et des performances constantes, il est facile de se sentir inadéquat ou déconnecté de son corps. Pourtant, la confiance en soi est un socle essentiel pour s'épanouir pleinement dans sa vie personnelle et relationnelle.

APPRENDRE À SE VOIR AVEC BIENVEILLANCE
La première étape pour retrouver confiance en soi est d'apprendre à porter sur soi un regard bienveillant. Trop souvent, nous sommes notre propre critique la plus sévère, focalisée sur ce que nous percevons comme des défauts.
Prenez le temps chaque jour de reconnaître vos forces, vos qualités et ce que vous appréciez dans votre apparence ou votre personnalité, même si cela vous semble minime au départ.

RECONNAÎTRE SON UNICITÉ

Il est essentiel de se rappeler que votre corps et votre personnalité sont **uniques.** Vous n'êtes pas destinée à correspondre à un idéal standardisé. Apprenez à honorer cette unicité en valorisant ce qui vous rend différente. Plutôt que de chercher à changer pour plaire aux autres, explorez ce qui vous fait vous sentir authentique et alignée avec vous-même.

PRENDRE SOIN DE SON CORPS AVEC AMOUR

Reconstruire la confiance en son corps passe par l'attention que vous lui portez. Cela ne signifie pas atteindre une perfection extérieure, mais apprendre à écouter ses besoins :

- Bien s'alimenter,
- Bouger régulièrement d'une manière qui vous fait plaisir,
- Lui offrir du repos.

En prenant soin de votre corps, vous cultivez une relation de **respect** et d'**amour** envers lui, peut importe son apparence.

S'AFFRANCHIR DES COMPARAISONS

Les réseaux sociaux et les médias peuvent être une source constante de comparaison. Pour retrouver confiance en vous, il est crucial de réduire l'impact de ces influences en vous concentrant sur votre propre chemin.

Posez-vous cette question : « *Qui serais-je si je ne me comparais pas aux autres ?* » Cela peut vous aider à vous recentrer sur ce qui compte vraiment pour vous.

RÉCONCILIER CORPS ET ESPRIT

Parfois, la déconnexion entre le corps et l'esprit peut être un obstacle à la confiance en soi. Des pratiques comme
- Le yoga,
- La méditation,
- Des exercices simples de respiration.

Peuvent vous aider à vous ancrer dans le moment présent et à renouer avec votre corps. Plus vous apprenez à écouter ce que votre corps vous communique, plus vous pouvez développer une relation apaisée avec lui.

SE LIBÉRER DES JUGEMENTS EXTÉRIEURS

La confiance en soi se renforce lorsque l'on cesse de laisser les jugements des autres définir sa valeur.

Apprenez à identifier vos propres standards de beauté, de succès ou de bonheur, et vivez en accord avec eux.

<u>**La seule validation qui importe est la vôtre.**</u>

CÉLÉBRER CHAQUE ÉTAPE DU CHEMINEMENT

La confiance en soi ne se retrouve pas du jour au lendemain, et c'est normal. Chaque petite victoire, chaque moment où vous vous sentez bien dans votre peau, mérite d'être célébré, a votre façon. Avec le temps, ces instants s'accumulent pour créer une confiance plus solide et durable.

Retrouver confiance en soi et en son corps est un voyage profondément transformateur.

Il s'agit d'un processus fait de petites étapes, où chaque geste bienveillant envers soi-même renforce une image plus positive et alignée de qui vous êtes vraiment. *Vous êtes déjà digne de cette confiance, il ne vous reste plus qu'à la cultiver.*

OUTILS :

RITUELS POUR HONORER SA FÉMINITÉ
- Créez un espace sacré chez vous (bougies, fleurs, musique douce).
- Placez un miroir devant vous et prenez un moment pour vous regarder avec bienveillance.
- Posez vos mains sur votre cœur et répétez une affirmation positive, comme :
- « Je suis belle et digne d'amour. »
- « J'honore la femme que je suis et celle que je deviens. »

Ce rituel peut être répété régulièrement pour renforcer votre lien avec votre essence féminine.

SUGGESTIONS DE VÊTEMENTS, POSTURES OU ACCESSOIRES POUR RECONNECTER AVEC SON IMAGE.

Voici des idées simples et accessibles pour renouer avec soi-même à travers le choix de vêtements, les postures et l'utilisation d'accessoires :

VÊTEMENTS POUR SE RECONNECTER À SON IMAGE

- **Choisissez des matières confortables :** optez pour des tissus doux et naturels comme le coton, la soie ou le lin, qui caressent la peau et vous procurent un sentiment de confort et de bien-être.

- **Portez des couleurs qui vous inspirent :** Les couleurs ont un impact sur notre humeur. Essayez des tons qui évoquent la sérénité (bleu, vert), la vitalité (rouge, orange) ou l'équilibre (terre cuite, beige).

- **Privilégiez des coupes flatteuses :** Adoptez des vêtements qui épousent votre morphologie sans la contraindre. Par exemple, des robes fluides, des pantalons taille haute ou des chemisiers ajustés peuvent sublimer votre silhouette tout en étant confortables.

- **Mettez en avant une partie de votre corps que vous aimez :** Un décolleté discret, des manches trois-quarts pour valoriser vos poignets, ou un pantalon qui allonge les jambes peuvent renforcer votre confiance en vous.

- **Essayez des vêtements symboliques :** portez une tenue spéciale qui vous rappelle un moment où vous vous sentiez forte et/ou heureuse. Cela peut agir comme une ancre émotionnelle positive.

POSTURES POUR RETROUVER CONFIANCE
- **Posture de la puissance :** Tenez-vous debout, pieds légèrement écartés, mains sur les hanches, menton légèrement relevé. Cette posture vous aide à vous sentir plus confiante et ancrée. (Posture de WonderWoman)

- **Posture ouverte et détendue :** évitez de croiser les bras ou de vous recroqueviller. Asseyez-vous ou tenez-vous droite, épaules relâchées, poitrine ouverte. Une posture ouverte reflète une attitude de confiance envers vous-même et les autres.

- **Ancrage corporel :** essayez de marcher lentement, pieds bien posés au sol, en vous concentrant sur chaque mouvement. Cela aide à vous reconnecter à votre corps.

- **Exercices devant un miroir :** prenez quelques instants chaque jour pour vous regarder dans un miroir, en adoptant une posture droite et un sourire léger. Respirez profondément et dites une phrase positive, comme :

« Je suis digne d'amour et de respect. »

ACCESSOIRES POUR SE RÉAPPROPRIER SON IMAGE

- **Bijoux significatifs :** portez des accessoires qui ont une valeur émotionnelle ou symbolique, comme un collier offert par un proche ou une bague qui évoque un souvenir.

- **Écharpes ou foulards :** les foulards sont polyvalents et peuvent ajouter une touche personnelle à n'importe quelle tenue. Choisissez des motifs ou des textures qui vous plaisent.

- **Chaussures confortables et élégantes :** une belle paire de chaussures, confortable et adaptée à votre style, peut instantanément rehausser votre confiance.

- **Ceintures ou accessoires qui structurent :** une ceinture bien placée peut redéfinir votre silhouette et vous aider à vous sentir mieux dans votre tenue.

- **Sac à main ou tote bag :** choisissez un sac qui reflète votre personnalité, à la fois fonctionnel et esthétique.

- **Chapeaux ou coiffes :** un beau chapeau ou un bandeau peut être un excellent moyen de transformer votre look et d'attirer l'attention sur votre visage.

ACTIVITÉS POUR RENFORCER LA CONNEXION À SOI-MÊME

- **Essayez une séance de photos :** prenez des photos de vous dans des vêtements et des postures qui vous font vous sentir bien et belle. Cela peut être un moment ludique et révélateur.

- **Expérimentez différents styles :** testez des vêtements ou accessoires que vous n'oseriez pas porter d'habitude. Cela peut élargir votre vision de votre image.

- **Créez un rituel de préparation :** avant de sortir ou de commencer votre journée, prenez le temps de choisir votre tenue et vos accessoires avec intention, comme un moment de plaisir et de connexion à vous-même.

En vous reconnectant à votre image à travers des vêtements qui vous valorisent, des postures qui renforcent votre présence, et des accessoires qui racontent une histoire, vous pouvez transformer votre rapport à vous-même et retrouver une véritable harmonie avec votre corps et votre esprit.

PARTIE 4 :

Approches naturelles pour l'amincissement et l'énergie.

COMPRENDRE SON CORPS POUR ADOPTER DES SOLUTIONS DURABLES :

En tant que femmes, nous vivons souvent dans une relation complexe avec notre corps. Entre les attentes sociales, les cycles hormonaux et les transformations physiques au fil des âges, il peut être difficile de se sentir pleinement connectée à soi-même. Pourtant, comprendre son corps est une démarche essentielle pour prendre soin de soi de manière durable et alignée avec ses besoins profonds. Cela signifie écouter, respecter et honorer ce corps unique qui nous accompagne tout au long de notre vie.

APPRENDRE À ÉCOUTER SON CORPS

Les femmes ont une relation particulière avec leur corps, influencée par :
- Les cycles menstruels,
- Les changements hormonaux
- Les pressions sociétales sur l'apparence.

Apprendre à écouter son corps, c'est se donner la permission de se recentrer sur ses propres ressentis.

Écoutez vos cycles : nos cycles menstruels influencent notre énergie, nos émotions et notre bien-être. Prenez le temps de noter comment vous vous sentez à chaque phase pour mieux comprendre vos rythmes naturels.

Soyez attentive aux signaux émotionnels : les émotions sont souvent des messages subtils que notre corps nous envoie. Une fatigue soudaine ou une irritabilité peuvent signaler un besoin de repos ou de recentrage.

Respectez vos limites : votre corps vous parle aussi à travers ses inconforts. Apprendre à dire non, à prendre du repos ou à ralentir est un acte de respect envers soi-même.

IDENTIFIER SES BESOINS SPÉCIFIQUES EN TANT QUE FEMME

Chaque femme a des besoins uniques, qui évoluent au fil des étapes de sa vie :
- Puberté,
- Maternité,
- Ménopause,
- Et tout ce qui se trouve entre ces périodes.

Reconnaître ces besoins spécifiques est la clé pour adopter des solutions durables.

L'impact de l'alimentation : certains aliments peuvent soutenir les variations hormonales et renforcer votre énergie. Par exemple, les graines (lin, chia), les légumes verts et les bonnes graisses (avocat, noix) peuvent être bénéfiques pour l'équilibre hormonal.

Les besoins en mouvement : privilégiez des activités physiques qui respectent vos cycles et vos envies. Certaines phases du cycle peuvent appeler à des pratiques douces comme le yoga ou la marche, tandis que d'autres moments sont propices à des exercices plus dynamiques.

Écouter son intuition : les femmes ont souvent une intuition naturelle qui peut guider leurs choix. Apprenez à faire confiance à vos ressentis, que ce soit dans vos relations, vos choix alimentaires ou vos routines quotidiennes.

S'ÉMANCIPER DES STANDARDS IMPOSÉS

Les femmes font face à une pression constante pour correspondre à des normes d'apparence ou de performance.

Pour retrouver une relation saine et durable avec son corps, il est crucial de se libérer de ces injonctions.

Rejetez les idéaux inaccessibles : vous n'avez pas besoin de ressembler à un standard pour être belle ou digne. Votre valeur ne réside pas dans votre apparence, mais dans ce que vous êtes.

Créez votre propre définition du bien-être : ce qui fonctionne pour les autres ne sera pas toujours adapté à vous. Prenez le temps de découvrir vos propres besoins et rythmes.

Célébrez vos particularités : vos courbes, vos marques et vos changements au fil du temps racontent votre histoire. Honorez-les, comme des preuves de votre force et de votre résilience.

Construire une relation durable avec son corps
Pour les femmes, apprendre à aimer son corps est souvent un processus de déconstruction des jugements extérieurs. Cela demande de la patience, mais aussi des gestes simples au quotidien.

Pratiquez l'auto-bienveillance : chaque jour, offrez-vous un moment pour prendre soin de vous, qu'il s'agisse d'une pause méditative, d'un bain chaud ou d'un massage.

Posez des limites : écouter son corps, c'est aussi savoir quand dire non à ce qui ne vous respecte pas, que ce soit dans vos relations ou vos engagements professionnels.

Adoptez des rituels féminins : portez des vêtements ou accessoires qui vous font vous sentir belle, dansez, écrivez dans un journal ou pratiquez une activité qui célèbre votre féminité et votre authenticité.

L'IMPACT D'UNE APPROCHE DURABLE SUR VOTRE VIE

Quand une femme comprend et honore son corps, elle retrouve une force intérieure inébranlable. Vous devenez capable de faire des choix éclairés, non dictés par les tendances ou les jugements. Vous vous connectez à une énergie profonde et à une sérénité qui rayonne dans tous les aspects de votre vie.

Adopter des solutions durables, c'est vous libérer du besoin de résultats immédiats pour embrasser une vie de bien-être à long terme. C'est choisir l'amour et le respect pour vous-même, chaque jour, dans les petites et grandes décisions.

En comprenant votre corps, vous apprenez à en faire un allié. Il devient une source de force et d'épanouissement, un guide précieux dans votre cheminement de femme.

LES BASES D'UNE APPROCHE SAINE ET NATURELLE POUR SE SENTIR MIEUX DANS SA PEAU :

Se sentir bien dans sa peau est une aspiration partagée par de nombreuses femmes, mais dans un monde saturé d'injonctions et de solutions miracles, il peut être difficile de trouver un chemin authentique et respectueux de soi.

Adopter une approche saine et naturelle signifie se reconnecter à ses besoins fondamentaux, écouter son corps, et cultiver un bien-être global qui va au-delà de l'apparence physique. Voici les bases pour poser des fondations solides et durables dans ce cheminement.

ACCEPTER ET HONORER SON UNICITÉ

La première étape pour se sentir mieux dans sa peau est d'accepter et d'honorer sa singularité. Chaque femme est différente, avec une morphologie, des traits, et une énergie qui lui sont propres.

Cessez de vous comparer : les comparaisons constantes avec les autres, que ce soit sur les réseaux sociaux ou dans la vie quotidienne, érodent la confiance en soi. Remplacez-les par une gratitude pour ce que vous êtes et ce que votre corps accomplit chaque jour.

Apprenez à valoriser vos forces : plutôt que de focaliser sur ce que vous percevez comme des défauts, mettez en lumière vos qualités, qu'elles soient physiques, émotionnelles ou intellectuelles.

Rappelez-vous : la perfection n'existe pas. Être authentique est plus puissant et attirant que d'essayer de correspondre à des standards irréalistes.

ÉCOUTER ET RESPECTER SON CORPS

Votre corps est votre allié, et apprendre à l'écouter est essentiel pour adopter une approche saine et naturelle.

Pratiquez l'écoute intérieure : prenez quelques minutes chaque jour pour vérifier comment vous vous sentez physiquement et émotionnellement. Cela peut se faire par un scan corporel ou simplement en prêtant attention à vos sensations.

Respectez vos besoins fondamentaux : dormir suffisamment, manger de manière équilibrée et bouger régulièrement sont les piliers d'un corps en bonne santé.
Écoutez les signaux de faim, de fatigue ou de tension que votre corps vous envoie.

Soyez douce avec vous-même : ne forcez pas votre corps à s'adapter à des attentes extrêmes ou à des régimes drastiques. Privilégiez la régularité et la modération.

NOURRIR SON CORPS AVEC DES PRODUITS NATURELS
Une alimentation naturelle et consciente peut transformer la manière dont vous vous sentez dans votre corps.

Privilégiez les aliments non transformés : les fruits, légumes, céréales complètes, légumineuses, et bonnes graisses (comme l'avocat ou les noix) fournissent à votre corps les nutriments dont il a besoin.

Hydratez-vous : Une bonne hydratation est essentielle pour maintenir une peau éclatante, une digestion saine et un bon niveau d'énergie.

Évitez les extrêmes : l'objectif n'est pas de suivre un régime strict, mais de cultiver une alimentation variée qui soutient votre bien-être.

Ajoutez des rituels bien-être : des boissons comme les infusions, le thé vert, le matcha ou des smoothies riches en antioxydants peuvent devenir des moments de soin pour votre corps et votre esprit.

PRENDRE SOIN DE SA PEAU NATURELLEMENT
Votre peau est le reflet de votre santé intérieure et de votre mode de vie. Adopter une routine de soins naturels peut renforcer votre confiance tout en respectant votre corps.

Nettoyez et hydratez : utilisez des produits doux et naturels adaptés à votre type de peau. Les huiles végétales comme l'huile d'amande douce ou de jojoba peuvent hydrater en profondeur.

Protégez votre peau : portez une protection solaire même en hiver pour prévenir les dommages liés au soleil.

Optez pour des produits non toxiques : limitez les cosmétiques contenant des ingrédients chimiques agressifs. Privilégiez des marques éthiques ou fabriquez vos propres soins à base d'ingrédients simples comme l'argile ou le miel.

Se reconnecter à son corps par le mouvement
Bouger est une manière de se réapproprier son corps et de se reconnecter à son énergie vitale.

Trouvez une activité qui vous plaît : que ce soit la danse, le yoga, la marche en pleine nature ou une séance de fitness, ou de boxe, choisissez une pratique qui vous donne envie de bouger sans contrainte.

Intégrez le mouvement au quotidien : pas besoin de grandes séances d'entraînement pour bénéficier des bienfaits du mouvement. Quelques étirements matinaux, une promenade ou des moments de respiration profonde suffisent souvent pour vous sentir mieux.

Pratiquez en pleine conscience : concentrez-vous sur les sensations de votre corps lorsque vous bougez. Cela vous aide à renforcer votre connexion à vous-même.

CULTIVER UNE RELATION POSITIVE AVEC SON MENTAL

Le bien-être du corps passe aussi par celui de l'esprit. Apprendre à apaiser ses pensées et à nourrir des émotions positives est essentiel.

Pratiquez la gratitude : notez chaque jour trois choses que vous appréciez chez vous ou dans votre vie.

Méditez ou prenez des moments de silence : cela peut vous aider à réduire le stress et à retrouver une clarté mentale.

Entourez-vous de soutien : choisissez des relations qui vous élèvent et évitez celles qui vous font douter de votre valeur.

S'ANCRER DANS UNE VISION DURABLE

Les changements durables se construisent avec patience et bienveillance. Se sentir bien dans sa peau n'est pas un objectif final, mais un cheminement constant.

Progressez à votre rythme : il n'y a pas de pression pour tout changer immédiatement. Chaque petite action compte.

Célébrez vos progrès : reconnaissez vos efforts, même les plus modestes, et prenez le temps de célébrer chaque étape.

Faites de votre bien-être une priorité : prendre soin de vous n'est pas égoïste, mais nécessaire pour être pleinement présente dans votre vie et auprès des autres.

En adoptant une approche saine et naturelle, vous apprenez à mieux connaître votre corps et à respecter ses besoins. Vous devenez ainsi la créatrice d'un bien-être durable, ancré dans la douceur et l'authenticité. Ce cheminement vous permet non seulement de vous sentir mieux dans votre peau, mais aussi de rayonner une confiance et une sérénité qui inspireront les autres autour de vous.

OUTILS :

UNE JOURNÉE TYPE :

Alimentation consciente : Mangez lentement et écoutez les signaux de satiété. Privilégiez des aliments naturels et évitez les produits transformés.

Hydratation : Buvez suffisamment d'eau pour aider votre corps à fonctionner de manière optimale. Il est généralement conseillé de boire un minimum de 1,5 à 2 litres d'eau par jour.

Pour connaître la quantité qui vous convient, la nutritionniste Hélène Baribeau propose une formule universelle de calcul des besoins quotidiens en eau : multipliez votre poids en kilogramme (kg) par 30 millilitres (ml).

Mouvement : Intégrez des activités physiques qui vous font plaisir, comme la danse, le yoga ou la marche.

Voici un exemple de journée type afin de se reconnecter avec soi-même

Matinée : Éveil doux et alignement

6h30 – Réveil en douceur

- Écoute une musique relaxante ou des sons de la nature.
- Pratique une méditation guidée axée sur la féminité sacrée ou un exercice de respiration pour te connecter à ton corps.
- Étirements légers ou yoga doux (salutation au soleil, postures comme la déesse ou l'enfant).

7h00 – Petit-déjeuner nourrissant et équilibré

- Smoothie équilibré avec des fruits rouges (pour leur symbolisme féminin et leurs antioxydants), une banane, du lait végétal (amande, noisette ou coco), une cuillère de graines de lin ou de chia.

- Une tartine de pain complet avec de l'avocat, un filet de citron et une pincée de graines germées.
- Thé rooibos, tisane féminine (ortie, framboisier, achillée mille-feuille), ou matcha.

Astuce : Pendant le petit-déjeuner, écris dans un journal tes intentions pour la journée. Une phrase comme :

« *Aujourd'hui, je choisis d'embrasser ma puissance intérieure avec douceur.* »

Milieu de journée : Créativité et connexion

9h00 – Activité créative ou introspective

- Peinture intuitive ou dessin (sans objectif de perfection, juste pour exprimer tes émotions).
- Écriture libre : rédige ce qui te vient à l'esprit, ou explore des souvenirs où tu t'es sentie forte et féminine.

12h00 – Déjeuner coloré et nourrissant

- Buddha bowl : quinoa ou riz complet, légumes rôtis (patate douce, brocoli, carottes), pois chiches grillés, avocat, et une sauce tahini-citron.
- Une infusion chaude ou un verre d'eau citronnée.

Astuce : Prends ton repas en pleine conscience. Pose tes couverts entre chaque bouchée, savoure les saveurs, et remercie mentalement les aliments pour l'énergie qu'ils t'apportent.

Après-midi : Mouvement et reconnexion au corps

15h00 – Mouvement énergisant et connexion

- Danse libre sur une musique qui te fait vibrer (choisir des morceaux qui célèbrent la puissance féminine est un plus).
- Une marche en nature, si possible pieds nus sur l'herbe pour te reconnecter à la terre.

16h00 – Collation légère

- Un carré de chocolat noir avec une poignée de noix ou d'amandes.
- Un fruit de saison (pomme, poire ou grenade, symbole de féminité).

Astuce : Pendant cette pause, prends un moment pour visualiser tes objectifs ou rêves. Imagine-toi les réaliser avec confiance et puissance.

Soirée : Apaisement et introspection

19h00 – Dîner léger et équilibré

- Soupe réconfortante (par exemple, velouté de potimarron et curcuma).
- Une tranche de pain complet ou un petit bol de riz sauvage.
- Une salade de roquette, noix, et huile d'olive.

20h00 – Rituel de soin personnel

- Bain chaud avec des huiles essentielles (géranium rosat, lavande ou ylang-ylang) et des pétales de fleurs.
- Auto-massage avec une huile naturelle (amande douce, coco) en te remerciant pour les forces de ton corps.

21h00 – Lecture ou écriture

- Lis un livre inspirant ou écris ce que tu as appris/ressenti dans la journée.

22h00 – Méditation et sommeil

- Une méditation sur l'amour de soi ou une pratique de gratitude pour la journée.
- Prépare-toi à dormir dans un environnement apaisant (lumières tamisées, quelques gouttes d'huile essentielle sur l'oreiller).

ASTUCES POUR ALLER PLUS LOIN

- **Créer un espace sacré chez toi** : Un coin avec une bougie, des cristaux (comme la lune ou le quartz rose), et un carnet pour te recentrer.
- **Cycles féminins :** Si tu es menstruée, adapte tes activités et ton alimentation à ton cycle. Pendant la phase menstruelle, privilégie le repos et les aliments riches en fer (légumes verts, lentilles).

Déconnecte-toi des écrans : Accorde-toi des moments sans téléphone pour te recentrer.

RECETTES DÉTOX.

Eau détox kiwi / gingembre

1 kiwi bien mûre

1 morceau de gingembre

Quelques feuilles de menthe (facultatif selon les goûts)

1 L d'eau

- Bien laver et couper le kiwi et le gingembre
- Les ajouter dans une carafe avec la menthe si vous souhaitez
- Verser l'eau fraîche dessus
- laissez infuser 4H au frais

Ses bienfaits :

- Le kiwi riche en vitamine C est idéal pour l'hiver
- Le gingembre a des propriétés anti-inflammatoires et détoxifiantes.
- La menthe ajoute une touche de fraîcheur et soutient la digestion.

Eau détox agrumes et concombre :

1 Concombre frais

1 Orange

1 Citron

1 à 2 brins de menthe (facultatif, selon les goûts)
- Bien laver et couper les agrumes et le concombre
- Les ajouter dans une carafe d'eau
- laisser infuser 2 à 4H au frais

Ses bienfaits :
- Le concombre riche en eau aide à l'hydratation.
- Les agrumes riches en vitamines C favorisent la digestion.
- La menthe ajoute une touche de fraîcheur et soutient la digestion.

Eau détox pomme et cannelle :

1 Pomme

1 Bâton de cannelle

Quelques feuilles de menthes (facultatif , selon les goûts)

1.5 L d'eau

- Bien laver et couper la pomme
- L'ajouter dans une carafe d'eau avec le bâton de cannelle et la menthe si voulu.
- Laisser infuser 2 à 3H au frais.

Ses bienfaits :
- La pomme riche en fibre aide à la digestion

- La cannelle a des propriétés anti-inflammatoires et régule la glycémie.
- La menthe ajoute de la fraîcheur et soutient la digestion.

PARTIE 5 :

Retrouver son pouvoir intérieur.

SE RÉAPPROPRIER SES CHOIX ET SES DÉSIRS :

Retrouver son pouvoir intérieur, c'est apprendre à dire « oui » à soi-même et « non » aux choses qui ne vous servent plus. Cela implique de reconnaître vos besoins, de fixer des limites claires et de créer un espace pour ce qui vous nourrit.

L'une des clés essentielles pour se reconnecter à son féminin est d'apprendre à se réapproprier ses choix et ses désirs. Trop souvent, les attentes sociétales, familiales ou culturelles nous éloignent de notre véritable essence. Ce chapitre explore comment reprendre possession de cette part profonde de nous-mêmes en écoutant nos envies authentiques et en assumant nos choix avec confiance.

COMPRENDRE L'IMPACT DES CONDITIONNEMENTS
La première étape pour se réapproprier ses choix est de reconnaître les influences extérieures qui pèsent sur nous. Depuis notre enfance, nous sommes souvent conditionnées à suivre des modèles préétablis : être une « bonne fille », une

« bonne épouse », une « bonne mère ». Ces injonctions peuvent nous pousser à faire des choix qui ne résonnent pas avec notre véritable essence.

Exercice pratique : Identifier les influences extérieures
Répondez à ces questions :
Quels choix ai-je faits pour plaire ou répondre à des attentes extérieures ?

_____

_____

_____

Quels sont les désirs que j'ai refoulés par peur du jugement ?

_____

_____

_____

En identifiant ces influences, vous faites un premier pas vers la libération.

SE RECONNECTER À SES DÉSIRS PROFONDS

Nos désirs sont une boussole. Ils nous guident vers ce qui nous nourrit et nous épanouit. Cependant, il est parfois difficile de discerner nos envies profondes de celles imposées par la société.

Méditation guidée :
Explorer ses désirs

Prenez 10 minutes pour vous poser dans un endroit calme. Fermez les yeux et respirez lentement. Posez-vous les questions suivantes :

Si je pouvais tout choisir sans peur ni contrainte, que ferais-je ?

_____

_____

_____

Qu'est-ce qui me fait vibrer au plus profond de moi ?

_____

_____

Laissez les réponses émerger sans les juger. Notez-les ensuite.

AFFIRMER SES ENVIES SANS CULPABILITÉ
Être connectée à son féminin implique de s'autoriser à désirer sans culpabilité.
Cela peut aller de petites choses (prendre du temps pour soi, se faire plaisir avec un loisir), à des choix plus profonds (changer de carrière, réévaluer une relation par exemple).

Apprendre à dire oui et non avec authenticité
Savoir dire « oui » à ce qui nous nourrit et « non » à ce qui nous épuise est une forme de puissance. Cette capacité repose sur la connaissance de soi et de ses limites.

EXERCICE : LE JOURNAL DES « OUI » ET « NON »
Pendant une semaine, notez :

Les moments où vous avez dit « oui » à quelque chose que vous ne vouliez pas vraiment.

Les moments où vous auriez voulu dire « non » mais ne l'avez pas fait.

Analysez ces situations et identifiez les schémas récurrents. Cela vous aidera à poser des limites plus claires.

Incarner pleinement ses choix
Une fois vos désirs identifiés, l'étape suivante est de les assumer pleinement. Cela peut être intimidant, surtout si vos choix s'écartent des normes. Cependant, chaque fois que vous honorez vos envies, vous renforcez votre connexion à votre féminin.

Rituel pour honorer ses choix
Créez un petit rituel pour célébrer vos décisions.

Par exemple :
- Allumez une bougie et rédigez une lettre où vous affirmez votre engagement envers vos désirs.
- Lisez-la à voix haute et ressentez la puissance de vos mots.

Soutenir ses choix avec des actions concrètes
Les désirs et les choix n'ont de sens que s'ils sont suivis d'actions. Même de petits pas comptent.

Plan d'action aligné sur vos désirs :
Identifiez un désir qui vous tient à cœur.

___

Notez une première action simple et concrète pour le réaliser (par exemple, s'inscrire à un cours, planifier un rendez-vous, libérer du temps).

___

___

Félicitez-vous à chaque étape franchie, peu importe sa taille.

CONCLUSION :
Se réapproprier ses choix et ses désirs est un acte de courage et d'amour envers soi-même. C'est une façon de dire : « *Je me choisis. Je m'honore.* » En vous reconnectant à vos envies profondes et en osant les incarner, vous redevenez l'architecte de votre vie et renforcez votre puissance intérieure. Souvenez-vous : votre féminin est un flux vivant, une énergie qui s'épanouit lorsque vous êtes en accord avec vous-même.

L'IMPORTANCE DES LIMITES DE DIRE NON :

Se reconnecter à son féminin implique de cultiver un espace sécurisé et aligné pour soi-même. Et pour cela, il est essentiel d'apprendre à poser des limites et à dire « non » sans culpabilité.

Les limites ne sont pas des barrières pour exclure les autres ; elles sont des ponts vers une vie plus épanouissante, où vos besoins et vos désirs sont respectés.

Ce chapitre explore pourquoi les limites sont vitales, comment les identifier, et comment les poser avec assurance.

POURQUOI LES LIMITES SONT ESSENTIELLES ?

Se respecter soi-même

Lorsque nous disons « oui » à tout et à tout le monde, nous risquons de nous oublier. Poser des limites est une manière de nous honorer et de montrer que nous accordons de la valeur à nos énergies, à notre temps et à nos émotions.

Renforcer sa puissance intérieure

Dire « non » est un acte de courage. Chaque fois que vous posez une limite, vous affirmez votre droit à exister en tant qu'être autonome. Cela renforce votre confiance et votre connexion à votre féminité.

Préserver son énergie

Nos ressources émotionnelles et physiques sont limitées. En fixant des limites, nous évitons l'épuisement et faisons de la place pour ce qui nous nourrit réellement.

Reconnaître les signes d'un manque de limites

Beaucoup de femmes ressentent une fatigue ou une frustration chronique sans en comprendre l'origine. Voici quelques signes indiquant que vos limites sont peut-être floues :

- Vous dites souvent « oui » par peur de décevoir, même lorsque vous voulez dire « non ».
- Vous ressentez un sentiment d'épuisement ou de ressentiment après avoir aidé quelqu'un.
- Vous évitez de poser des limites par crainte de créer un conflit.

Exercice pratique : Identifier vos zones de flou

Listez les situations où vous vous êtes sentie :

Obligée de dire « oui ».

___

___

___

___

Vidée ou frustrée après avoir fait quelque chose.

___

___

___

___

___

Demandez-vous : Est-ce que j'étais en accord avec moi-même ?

COMMENT POSER DES LIMITES AVEC DOUCEUR ET FERMETÉ ?

Changer sa perception du « non »

Dire « non » n'est pas un rejet de l'autre, mais une affirmation de soi. Cela ne fait pas de vous une personne « égoïste » ou « froide », mais une personne authentique.

Les étapes pour poser une limite

Reconnaître vos besoins : Prenez un moment pour réfléchir à ce que vous ressentez et à ce que vous voulez vraiment.

Exprimer clairement votre limite : Soyez directe, mais respectueuse. Par exemple : « *Je comprends que cela te tient à cœur, mais je ne peux pas m'engager à faire cela.* »

Rester ferme : Si l'autre insiste, réaffirmez votre position avec calme : « *Je t'ai donné ma réponse, merci de la respecter.* »

Exemple de phrase assertive

- *Merci de penser à moi, mais je ne suis pas disponible pour cela.*

- *Je préfère ne pas m'engager sur ce projet pour l'instant.*

Les bienfaits des limites sur votre énergie et vos relations
Lorsque vous commencez à poser des limites, vous remarquerez des changements positifs :
Un regain d'énergie : En disant « non » aux sollicitations drainantes, vous conservez vos ressources pour ce qui compte vraiment.
Des relations plus authentiques : Ceux qui vous respectent accepteront vos limites. Cela renforcera les liens basés sur la compréhension mutuelle.

Une plus grande estime de soi : En valorisant vos besoins, vous envoyez à vous-même le message que vous méritez le respect.

RITUEL POUR RENFORCER SES LIMITES
Visualisation :
Le cercle protecteur :
- Installez-vous dans un endroit calme. Fermez les yeux et respirez lentement.

- Imaginez un cercle lumineux autour de vous. Ce cercle représente vos limites personnelles.
- Visualisez les choses positives (amour, respect, énergie) entrant dans ce cercle, et les choses négatives (abus, attentes excessives) restant à l'extérieur.
- Répétez mentalement : « *Mes limites me protègent et me permettent de vivre en harmonie.* »

Créer une affirmation
- *J'ai le droit de dire non et de poser des limites pour préserver mon bien-être.*
- *Mes besoins sont importants et je les honore avec respect et amour.* »

CONCLUSION :
Poser des limites et apprendre à dire « non » est un acte d'amour envers soi-même. C'est une manière de se reconnecter à son féminin, de préserver son énergie et de construire des relations authentiques. Rappelez-vous : chaque « non » énoncé avec respect est un « oui » à vous-même. Vous méritez de vivre dans un espace sécurisant et épanouissant, aligné avec vos besoins profonds.

CÉLÉBRER SON PARCOURS ET SES VICTOIRES.

Dans notre quête de reconnexion à soi, nous sommes souvent tournées vers ce qu'il reste à accomplir, oubliant de nous arrêter pour contempler le chemin déjà parcouru. Pourtant, prendre le temps de célébrer ses victoires, grandes ou petites, est essentiel pour nourrir sa confiance et honorer son évolution. Ce chapitre vous invite à ralentir, à réfléchir sur votre parcours et à célébrer chaque étape franchie avec gratitude.

POURQUOI CÉLÉBRER SON PARCOURS EST ESSENTIEL ?

Reconnaître sa progression

Chaque petite victoire est une preuve que vous avancez, même si le chemin peut sembler lent ou sinueux. En reconnaissant ces étapes, vous cultivez un sentiment de satisfaction et de confiance.

Renforcer sa confiance en soi

Lorsque vous prenez conscience de tout ce que vous avez accompli, vous alimentez votre estime personnelle. Vous vous rappelez que vous êtes capable de surmonter les défis et de créer la vie que vous désirez.

Nourrir la gratitude

Célébrer, c'est aussi s'arrêter pour être reconnaissante envers soi-même, envers les personnes qui vous ont soutenue, et envers la vie pour les opportunités offertes.

Identifier ses victoires, grandes et petites

Nous avons tendance à minimiser nos succès, surtout s'ils ne semblent pas spectaculaires. Pourtant, chaque pas compte.

Faire la liste de vos accomplissements

Prenez un moment pour écrire toutes les victoires que vous avez remportées. Posez-vous ces questions :

Quels objectifs ai-je atteints cette année, aussi petits soient-ils ?

_____

_____

Quelles peurs ai-je surmontées ?

Quels apprentissages ai-je intégrés dans ma vie ?

_____

_____

Reconnaître les moments d'évolution personnelle

Souvent, les plus grandes victoires ne sont pas tangibles : apprendre à dire non, se relever après un échec, prendre soin de soi dans une période difficile.

Créer des rituels de célébration

Célébrer vos succès ne signifie pas nécessairement organiser une grande fête. Parfois, un rituel simple et personnel suffit pour honorer vos victoires.

IDÉES DE RITUELS POUR CÉLÉBRER

Allumer une bougie : Choisissez une bougie symbolique. Lorsque vous l'allumez, récitez vos accomplissements à voix haute.

Un cadeau à soi-même : Offrez-vous un objet ou une expérience qui marque une étape importante.

Journal de gratitude : Notez vos victoires et ce qu'elles signifient pour vous.

Célébration avec vos proches : Partagez vos succès avec des personnes bienveillantes qui vous soutiennent.

Un mantra pour chaque victoire
Créez une affirmation positive pour vous rappeler votre progression, par exemple :
- *Je suis fière de mon chemin. Chaque pas que je fais me rapproche de ma vérité.*

Réfléchir sur les leçons apprises
Chaque succès, mais aussi chaque épreuve, contient une leçon. Réfléchir à ces apprentissages vous permet de tirer une grande richesse de votre parcours.

Questions de réflexion
Qu'ai-je appris sur moi-même dans les étapes franchies ?

_____

_____

_____

Quels éléments m'ont aidée à avancer ?

_____

_____

_____

Comment puis-je m'appuyer sur ces forces pour mes prochaines étapes ?

_____

_____

Intégrer la célébration dans son quotidien
Célébrer ne doit pas être réservé aux grandes étapes. En faisant de la célébration une habitude quotidienne, vous cultivez une énergie positive et motivante.

PRATIQUES SIMPLES AU QUOTIDIEN
Le réflexe du soir : Chaque soir, notez une chose dont vous êtes fière dans votre journée.

Célébrer en pleine conscience : Lorsque vous atteignez un objectif, prenez quelques minutes pour ressentir la joie et la gratitude, sans passer tout de suite à la prochaine étape.

Exprimer sa reconnaissance : Remerciez-vous pour vos efforts et, si pertinent, remerciez ceux qui vous ont soutenue.

CONCLUSION :
Célébrer son parcours et ses victoires est une invitation à honorer la personne que vous êtes aujourd'hui. En reconnaissant vos efforts et en valorisant vos accomplissements, vous alimentez votre confiance et votre énergie. Souvenez-vous : chaque pas, même le plus petit, mérite d'être salué. Vous êtes votre plus grande alliée, et votre chemin est une source infinie de fierté et de gratitude.

OUTILS :

EXERCICES DE VISUALISATION POUR DÉFINIR SES INTENTIONS.
- Asseyez-vous dans un endroit calme.
- Fermez les yeux et imaginez votre vie idéale dans les moindres détails :
    - Que faites-vous ?
    - Comment vous sentez-vous ?

- Écrivez vos intentions et un petit pas que vous pouvez faire dès aujourd'hui pour les
réaliser.

_____

_____

_____

_____

NOTEZ VOS PROGRÈS.

PARTIE 6 :

Connaître son corps et ses cycles pour vivre pleinement sa féminité.

POURQUOI SE RECONNECTER À SON CORPS ?

Dans une société qui valorise l'intellect et la performance, notre corps est souvent relégué au second plan. Nous le voyons comme un outil à entretenir ou une apparence à perfectionner, oubliant qu'il est bien plus que cela.

Notre corps est le premier foyer de notre être, le pont entre notre monde intérieur et l'extérieur. Se reconnecter à lui, c'est retrouver une partie essentielle de nous-mêmes, une boussole pour vivre plus pleinement et plus alignée avec notre essence profonde.

RÉTABLIR UNE COMMUNICATION INTIME AVEC SOI

Notre corps nous parle constamment : par ses sensations, ses émotions et ses rythmes naturels. Pourtant, combien de fois ignorons-nous ses signaux ?

- Une fatigue persistante,
- Une tension dans les épaules,
- Des douleurs menstruelles…

Tous ces messages sont des appels à l'écoute, mais aussi à la bienveillance.

Se reconnecter à son corps permet de décoder ces messages et d'agir en fonction de ce dont nous avons réellement besoin.

En prêtant attention à :
- Notre respiration,
- Nos sensations
- Nos émotions.

Nous cultivons une communication intime avec nous-mêmes. Cette écoute attentive devient un outil précieux pour naviguer dans la vie avec plus de clarté et de sérénité.

HONORER NOTRE NATURE CYCLIQUE

Le corps féminin est intrinsèquement lié à des cycles :
- La lune,
- Les saisons,
- Le cycle menstruel.

Ignorer ces rythmes naturels, c'est aller à l'encontre de notre propre énergie.

À l'inverse, se reconnecter à son corps, c'est apprendre à épouser ces cycles, à reconnaître les moments de grande énergie comme ceux qui nécessitent du repos.

Cette reconnexion permet d'accepter chaque phase avec gratitude :
- La phase introspective des menstruations,
- La montée d'énergie du printemps intérieur,
- L'élan de sociabilité de l'ovulation,
- Le retour à soi de la phase lutéale.

En honorant ces fluctuations, nous cessons de lutter contre nous-mêmes et retrouvons un équilibre plus harmonieux.

SE LIBÉRER DES INJONCTIONS SOCIÉTALES

Pendant des siècles, le corps des femmes a été contrôlé, jugé et instrumentalisé. Encore aujourd'hui, nous subissons la pression de standards esthétiques et de performances qui nous éloignent de notre propre nature.

Reconnecter avec son corps, c'est un acte de rébellion douce : c'est refuser de se conformer à des attentes extérieures et choisir de se réapproprier son espace intime.

En retrouvant le plaisir de bouger pour le simple fait de bouger, en apprenant à apprécier chaque courbe et chaque imperfection, nous développons une relation d'amour et de respect envers nous-mêmes. Cette libération est une étape essentielle pour vivre pleinement sa féminité.

ACCÉDER À SA SAGESSE INTÉRIEURE

Le corps féminin est un véritable temple de sagesse. En écoutant ses sensations et ses intuitions, nous pouvons accéder à une source profonde de connaissance qui va au-delà de la logique.

Cette sagesse, souvent réprimée ou ignorée, peut devenir une boussole puissante dans nos choix et notre cheminement.

Par des pratiques comme
- La méditation,
- Le yoga,
- La danse intuitive
- Simplement des moments de silence

Nous pouvons renouer avec cette voix intérieure. Cette connexion nous aide à retrouver notre puissance personnelle et à avancer dans la vie avec confiance et alignement.

RETROUVER LE PLAISIR D'ÊTRE SOI

Se reconnecter à son corps, c'est également redécouvrir le plaisir simple d'être en vie.

C'est savourer les petits bonheurs du quotidien :
- Une douce brise sur la peau,
- La saveur d'un repas,
- Le frisson d'une musique qui nous touche.

En réinvestissant notre corps comme un espace de plaisir et de joie, nous ouvrons la porte à une existence plus épanouissante.

Se reconnecter à son corps n'est pas une destination, mais un cheminement. C'est un processus fait de **petites étapes,**
- D'écoute,
- De patience
- De bienveillance.

En apprenant à nous relier à notre nature profonde, nous nous donnons la possibilité de vivre notre féminité dans toute sa richesse et sa plénitude.

L'importance de la conscience corporelle dans la féminité.

COMPRENDRE SON ANATOMIE FÉMININE

Connaître son corps est une clé essentielle pour se reconnecter à soi et vivre pleinement sa féminité.

Trop souvent, l'anatomie féminine reste un territoire méconnu ou mal compris, entouré de tabous et de mythes. Pourtant, en découvrant et en comprenant notre corps, nous nous donnons la possibilité d'établir une relation plus harmonieuse avec nous-mêmes, de réguler nos émotions et de nous sentir puissantes dans notre féminité.

EXPLORER L'ANATOMIE EXTERNE

L'anatomie féminine commence par ce que nous voyons et ressentons à l'extérieur : la vulve. Pourtant, cette partie essentielle du corps reste mal connue par beaucoup.

La vulve : souvent confondue avec le vagin, elle englobe différentes parties telles que les grandes et petites lèvres, le clitoris et le vestibule vaginal.

Le clitoris : un organe extraordinaire, souvent réduit à sa partie visible. En réalité, il s'étend bien au-delà, avec des racines internes qui jouent un rôle clé dans le plaisir féminin. Il s'agit d'ailleurs de son seul et unique rôle dans notre corps.

Prendre le temps d'explorer et de comprendre ces parties, sans jugement, permet de se réapproprier son corps et de développer une relation positive avec lui.

COMPRENDRE L'ANATOMIE INTERNE
Au-delà de l'anatomie externe, le corps féminin abrite un système interne complexe et fascinant :

Le vagin : un canal musculaire élastique, qui joue un rôle central dans la reproduction, le plaisir et l'accouchement. Il est capable de s'adapter et de se transformer tout au long de la vie.

L'utérus : souvent appelé « le centre de création », c'est un organe creux qui accueille la vie pendant la grossesse et se renouvelle chaque mois grâce au cycle menstruel.

Les ovaires : ces petits organes situés de chaque côté de l'utérus produisent les ovules ainsi que des hormones clés comme l'œstrogène et la progestérone.

Les trompes de Fallope : elles permettent la rencontre entre l'ovule et le spermatozoïde, une étape essentielle à la conception.

En connaissant ces organes et leur fonctionnement, on peut mieux comprendre les sensations, les cycles, et même les signes que le corps nous envoie en cas de déséquilibre.

LE PLANCHER PELVIEN : UN CENTRE DE PUISSANCE

Le plancher pelvien est un ensemble de muscles situés à la base du bassin. Trop souvent négligé, il joue pourtant un rôle vital :
- Soutien des organes internes (vessie, utérus, intestins).
- Régulation des fonctions urinaires et intestinales.
- Rôle dans le plaisir sexuel.

Un plancher pelvien équilibré, ni trop tendu ni trop relâché, est essentiel pour une bonne santé. Des exercices simples, comme les contractions de Kegel ou le yoga, permettent de renforcer et d'assouplir cette zone.

LA RELATION ENTRE ANATOMIE ET ÉMOTIONS
Le corps féminin ne fonctionne pas seulement de manière physiologique : il est aussi intimement lié à nos émotions et à notre bien-être mental.

Les tensions dans certaines zones, comme le ventre ou le bassin, peuvent révéler des émotions bloquées ou des traumatismes passés.

Les cycles menstruels reflètent souvent l'état de notre santé globale, physique et émotionnelle.

En prenant conscience de ces liens, nous pouvons cultiver une plus grande bienveillance envers notre corps et apprendre à l'écouter pour mieux réguler nos émotions.

CRÉER UNE RELATION BIENVEILLANTE AVEC SON CORPS

Comprendre son anatomie féminine n'est pas seulement un acte de connaissance, c'est un acte d'amour envers soi. Cela implique :

- De s'éduquer : lire, se renseigner, poser des questions.
- D'explorer : prendre le temps de découvrir son corps, seul ou avec un·e partenaire.
- D'être bienveillante : accepter les transformations de son corps avec les années et les cycles de vie.

En nous réappropriant notre anatomie, nous nous donnons le pouvoir de mieux comprendre nos besoins, de résoudre certains inconforts, et surtout, de nous sentir pleinement à l'aise dans notre peau.

Connaître son corps, c'est se connaître soi-même. Cette exploration est une étape essentielle pour s'ancrer dans sa féminité et vivre avec plus de confiance et de plénitude.

LES PHASES DU CYCLE MENSTRUEL

Le cycle menstruel est un processus naturel et complexe qui régit la santé reproductive des femmes. Il est bien plus qu'une simple alternance de règles et d'ovulation : il s'agit d'un véritable dialogue hormonal orchestré par le corps. Dans ce chapitre, nous allons explorer les différentes phases du cycle menstruel, leur durée, leurs caractéristiques, et leur impact sur le corps et les émotions.

LA PHASE MENSTRUELLE
La phase menstruelle marque le début de chaque cycle. Elle débute le premier jour des règles et dure en moyenne 3 à 7 jours.

Ce qui se passe dans le corps :
L'utérus élimine la muqueuse utérine (appelée endomètre), qui s'était épaissie lors du cycle précédent. Ce processus provoque des saignements menstruels.

Les niveaux d'œstrogènes et de progestérone sont à leur plus bas, ce qui peut entraîner une sensation de fatigue ou de baisse d'énergie.

Symptômes courants :
- Crampes abdominales
- Fatigue
- Changements d'humeur

Cette phase est souvent une invitation à ralentir, écouter son corps et se reposer.

LA PHASE FOLLICULAIRE

La phase folliculaire commence simultanément avec les menstruations et se poursuit jusqu'à l'ovulation. Elle dure généralement entre 10 et 16 jours.

Ce qui se passe dans le corps :

L'hypothalamus envoie un signal à l'hypophyse pour libérer une hormone appelée FSH (hormone folliculo-stimulante).

Cette hormone stimule les ovaires à produire plusieurs follicules, dont un seul (dans la plupart des cas) atteint la maturité pour libérer un ovule.

Les niveaux d'œstrogènes augmentent, épaississant l'endomètre pour préparer l'utérus à une éventuelle grossesse.

Impact émotionnel et physique :
- Augmentation de l'énergie et de la motivation.
- Amélioration de la concentration et de la créativité.
- Le teint peut paraître plus éclatant grâce à l'augmentation des œstrogènes.

Cette phase est souvent considérée comme une période de **renouveau**, propice à la prise d'initiatives et aux projets.

LA PHASE OVULATOIRE

L'ovulation est l'apogée du cycle menstruel. Elle se produit généralement au milieu du cycle, vers le 14e jour d'un cycle de 28 jours. Cette phase ne dure qu'un à deux jours.

Ce qui se passe dans le corps :

L'hormone LH (hormone lutéinisante) est libérée, déclenchant la libération de l'ovule par l'ovaire.

L'ovule traverse les trompes de Fallope et attend d'être fécondé.

Signes de l'ovulation :
- Augmentation de la température corporelle basale.
- Modifications de la glaire cervicale (elle devient plus claire, fluide et élastique).
- Libido accrue.

L'ovulation est une période marquée par une énergie maximale et une confiance en soi accrue.

LA PHASE LUTÉALE

La phase lutéale commence après l'ovulation et dure environ 14 jours.

Ce qui se passe dans le corps :
Après l'ovulation, le follicule vide se transforme en corps jaune, qui libère de la progestérone.
La progestérone prépare l'utérus à une éventuelle implantation.
Si l'ovule n'est pas fécondé, les niveaux de progestérone et d'œstrogènes chutent, déclenchant la phase menstruelle suivante.

Symptômes courants :
- Sensibilité des seins.
- Ballonnements.
- Irritabilité ou tristesse (syndrome prémenstruel – SPM).

C'est une phase propice à l'introspection et au recentrage sur soi. Le corps se prépare à recommencer un nouveau cycle.

POURQUOI COMPRENDRE SON CYCLE EST ESSENTIEL ?

Connaître les phases de son cycle menstruel permet d'être en harmonie avec son corps. Cela aide à mieux gérer ses émotions, ses projets, et même son alimentation et son activité physique en fonction des variations hormonales.

Dans les chapitres suivants, nous approfondirons les moyens d'adopter un mode de vie qui respecte les rythmes du cycle menstruel, pour en tirer le meilleur parti au quotidien.

LIENS ENTRE LES PHASES MENSTRUELLES ET LES ARCHÉTYPES FÉMININ :

Le cycle menstruel est un portail puissant vers la connaissance de soi et une connexion spirituelle profonde. Chaque phase, associée à un archétype féminin, incarne des leçons spirituelles uniques. Ces archétypes sont comme des guides intérieurs qui nous accompagnent dans notre cheminement personnel, émotionnel et spirituel, reflétant les cycles de la vie, de la nature et de l'univers.

Le cycle menstruel ne se limite pas à des fluctuations biologiques. Il est également intimement lié à des dimensions symboliques et spirituelles, en particulier à travers les archétypes féminins. Ces archétypes, présents dans de nombreuses cultures et traditions, reflètent les différentes facettes de l'expérience féminine.

Dans ce chapitre, nous explorerons comment les phases du cycle menstruel correspondent aux archétypes féminins et ce qu'ils nous apprennent sur notre énergie et notre connexion à nous-mêmes.

PHASE MENSTRUELLE : L'ARCHÉTYPE DE LA VIEILLE SAGE

La phase menstruelle, qui marque la fin et le début du cycle, est associée à l'archétype de la Vieille Sage ou de la Femme Sage. Le temps du renouveau spirituel.

Rituel de libération : Notez ce que vous souhaitez laisser partir ou transformer, puis symbolisez cette libération par un acte (comme brûler une feuille de papier ou enterrer un objet).

Caractéristiques de cet archétype :
Représente la sagesse, l'introspection, et la connexion spirituelle.
Symbole de la fin d'un cycle et du renouveau.
Phase propice au repos, au recul, et à la méditation.
La Vieille Sage est la gardienne des mystères. Elle incarne la sagesse ancestrale et le lien profond avec le divin. Dans cette phase, l'énergie spirituelle est tournée vers l'intérieur, nous invitant à écouter notre intuition et à nous reconnecter à notre essence.

Pratiques spirituelles à privilégier :

Méditation profonde : Prenez du temps pour écouter vos rêves, vos intuitions et vos ressentis. Ce sont des messages précieux de votre âme.

Visualisation : Imaginez une lumière douce vous entourant, purifiant votre corps et votre esprit, et préparant le terrain pour un nouveau cycle.

Message spirituel : Cette phase est une invitation à vous détacher des attentes extérieures et à plonger dans le silence intérieur pour retrouver votre connexion sacrée.

Lien avec le cycle :

Pendant les menstruations, le corps élimine ce dont il n'a plus besoin, et cette phase invite à un nettoyage physique et émotionnel.

Les hormones étant au plus bas, c'est une période où l'énergie se tourne vers l'intérieur, favorisant une réflexion profonde et une vision plus intuitive.

Message de la Vieille Sage :

C'est un moment pour se recentrer, écouter son corps, et laisser aller ce qui ne sert plus.

C'est le moment idéal pour s'offrir un drainage lymphatique, afin de nettoyer le corps.

PHASE FOLLICULAIRE : L'ARCHÉTYPE DE LA JEUNE FILLE

La phase folliculaire, qui suit les menstruations, correspond à l'archétype de la Jeune Fille ou de la Vierge.
Le retour de la lumière.

Caractéristiques de cet archétype :
Représente la jeunesse, la vitalité, et l'innocence.
Énergie tournée vers l'action, la créativité, et le renouveau.
La Jeune Fille représente le renouveau, la croissance et l'espoir. C'est une période où l'énergie monte et où l'âme est prête à explorer de nouvelles voies. Spirituellement, elle symbolise le retour de la lumière et de la vitalité.

Pratiques spirituelles à privilégier :
Affirmations positives : Formulez des intentions claires pour ce que vous souhaitez manifester dans ce cycle. Par exemple : « *Je m'ouvre à la nouveauté avec confiance et joie.* »
Connexion avec la nature : Allez marcher dans un parc ou un jardin, observez les cycles de la nature, et sentez votre propre énergie croître. Et entourez-vous de votre arbre tutélaire.

Créativité intuitive : Essayez des activités artistiques (dessin, écriture, danse) pour laisser s'exprimer vos désirs et vos inspirations.

Message spirituel : C'est un moment pour honorer le potentiel infini en vous et semer les graines de vos rêves.

Lien avec le cycle :

Les niveaux d'œstrogènes augmentent, entraînant un regain d'énergie et une envie de nouveauté.

Cette phase est idéale pour lancer de nouveaux projets, apprendre de nouvelles choses et prendre soin de soi.

Message de la Jeune Fille :

Profitez de cette période pour explorer, expérimenter et embrasser votre énergie créative. C'est un moment de croissance personnelle.

C'est le moment idéal pour s'offrir un soin du triangle d'or d'ISIS.

PHASE OVULATOIRE : L'ARCHÉTYPE DE LA MÈRE

L'ovulation, point culminant du cycle, est associée à l'archétype de la Mère.

La puissance créatrice

Caractéristiques de cet archétype :

Symbolise l'amour inconditionnel, la compassion, et la création.

Phase de don de soi, de fertilité (dans tous les sens du terme), et d'énergie tournée vers les autres.

La Mère incarne l'amour universel, la fertilité et la capacité de donner vie. Spirituellement, cette phase est un moment de connexion profonde avec les autres et avec le cosmos, où l'énergie créatrice est à son apogée.

Pratiques spirituelles à privilégier :

Rituel de gratitude : Prenez un moment pour exprimer de la reconnaissance pour ce que vous avez créé, que ce soit une idée, une relation ou une étape personnelle.

Offrande symbolique : Allumez une bougie ou déposez une offrande (fleurs, graines, pierres) pour honorer votre pouvoir créateur et celui de la nature.

Partage spirituel : Utilisez cette phase pour nourrir vos relations ou offrir votre aide à quelqu'un dans le besoin.

Message spirituel : Vous êtes une co-créatrice avec l'univers. Célébrez votre abondance intérieure et votre capacité à enrichir le monde autour de vous.

Lien avec le cycle :
Pendant l'ovulation, le corps est biologiquement programmé pour la procréation, mais cette énergie fertile s'étend également à nos relations, à nos projets, et à notre créativité.
C'est une période où la confiance en soi, la communication, et la connexion sociale sont au maximum.

Message de la Mère :
Nourrissez vos relations, vos projets, et prenez conscience de votre pouvoir créateur. C'est un moment pour partager votre énergie avec le monde.
C'est le moment idéal pour s'offrir une séance de Madérothérapie.

PHASE LUTÉALE : L'ARCHÉTYPE DE L'ENCHANTERESSE

La phase lutéale, entre l'ovulation et les menstruations, est associée à l'archétype de l'Enchanteresse ou de la Sorcière. La transformation intérieure

Caractéristiques de cet archétype :
Symbolise le mystère, la transformation, et la puissance intérieure.
Énergie souvent plus sombre, mais profondément créative et intuitive.
L'Enchanteresse est une figure de transformation et de mystère. Elle symbolise les ombres, les désirs profonds et les cycles de mort et de renaissance. Spirituellement, cette phase est une période de transmutation et d'alchimie intérieure.

Pratiques spirituelles à privilégier :
Journaling introspectif : Explorez vos émotions et vos pensées profondes en écrivant sans jugement. Posez-vous des questions comme : « De quoi ai-je besoin pour évoluer ? ».
Travail avec la lune : Connectez-vous aux cycles lunaires (souvent associés à l'Enchanteresse), en observant où en est la

lune dans son propre cycle. La lune décroissante est idéale pour libérer ce qui vous pèse.

Rituel de transformation : Visualisez-vous en train de transformer vos peurs ou doutes en énergie positive. Vous pouvez imaginer un feu intérieur brûlant doucement tout ce qui n'est plus nécessaire.

Message spirituel : Cette phase vous appelle à embrasser vos ombres et à utiliser leur énergie pour évoluer. Elle vous rappelle que dans chaque fin réside une nouvelle opportunité de croissance.

Lien avec le cycle :

Les niveaux de progestérone augmentent, entraînant une sensibilité accrue et une tendance à l'introspection.

Cette période peut être marquée par des hauts et des bas émotionnels, mais c'est également un moment de clarté intérieure et de créativité intense.

Message de l'Enchanteresse :

Embrassez votre côté intuitif et transformateur. Cette phase invite à libérer ce qui doit l'être pour préparer le cycle suivant. C'est le moment idéal pour s'offrir un massage bien-être.

LES ARCHÉTYPES COMME GUIDE POUR VIVRE SON CYCLE EN PLEINE CONSCIENCE

Comprendre ces archétypes féminins et leur lien avec le cycle menstruel permet de vivre chaque phase avec plus d'harmonie et d'intention. Ils nous rappellent que chaque étape du cycle a une énergie unique et précieuse :

- **La Vieille Sage** nous enseigne le repos et le lâcher-prise, elle nous relie au mystère du temps et de l'univers.
- **La Jeune Fille** nous pousse à explorer et à nous renouveler, incarne l'éveil et le potentiel infini.
- **La Mère** nous invite à donner et à créer, célèbre la création et l'amour inconditionnel.
- **L'Enchanteresse** nous connecte à notre puissance intérieure et à nos intuitions, nous enseigne l'art de la transformation.

En intégrant ces archétypes dans votre quotidien, vous pouvez mieux comprendre et honorer vos fluctuations cycliques. C'est un chemin vers l'acceptation de soi et une connexion profonde à votre essence féminine.

En honorant ces énergies, vous vous inscrivez dans un cycle plus grand, celui de la nature et de l'univers. Chaque phase devient une opportunité d'évoluer, de vous connaître davantage, et d'exprimer pleinement votre essence féminine sacrée.

En vous alignant avec les phases de votre cycle et les archétypes qui leur correspondent, vous ouvrez la porte à une connexion plus profonde avec vous-même et avec le sacré. Ces archétypes féminins ne sont pas seulement des symboles : ils sont des manifestations des cycles universels de la vie, de la nature, et de l'esprit.

RÉGULARITÉ ET DIVERSITÉ DES CYCLES.

La féminité, dans son essence biologique et symbolique, est marquée par le rythme des cycles qui la composent. Les cycles menstruels, loin d'être une simple mécanique répétitive, sont le reflet d'une régularité ancrée dans une infinie variabilité. Chaque femme, chaque corps, chaque vie s'inscrit dans une danse intime entre constance et changement.

L'ILLUSION DE LA PRÉCISION
Dès les premières menstruations, on enseigne souvent aux jeunes filles que leur cycle suivra un calendrier de 28 jours. Pourtant, la réalité est bien plus nuancée. Certaines femmes connaissent une régularité presque horlogère, tandis que d'autres voient leur cycle s'étirer ou se raccourcir sous l'effet de multiples facteurs :

- Stress,
- Alimentation,
- Mode de vie,
- Environnement hormonal,
- Émotions profondes.

La science moderne a mis en lumière l'existence de variations individuelles tout à fait normales. Un cycle peut osciller entre 18 et 35 jours sans qu'aucune anomalie ne soit décelée. De même, son intensité et sa durée fluctuent selon les phases de la vie : adolescence, maturité, préménopause, autant d'étapes qui modulent cette régularité perçue.

UNE DIVERSITÉ RÉVÉLATRICE
Au-delà de sa structure biologique, le cycle féminin est également une manifestation du lien profond qui unit le corps à l'esprit.
Les traditions anciennes l'associent aux :
- Phases lunaires,
- Aux marées,
- Aux rythmes naturels.

Certaines femmes perçoivent intuitivement ces variations comme un dialogue intime entre leur être et leur environnement.

Dans le monde contemporain, la diversité des cycles se révèle également dans les expériences personnelles :
- celles qui vivent une absence de cycle (aménorrhée),

- celles dont le cycle est marqué par des douleurs intenses ou des humeurs fluctuantes,
- celles pour qui chaque mois s'accompagne d'une énergie renouvelée.

Cette diversité n'est pas une anomalie, mais une preuve de l'adaptabilité et de la richesse du féminin.

LA RÉGULARITÉ COMME BOUSSOLE

Malgré ses variations, le cycle demeure un **repère**. Pour beaucoup, il est un indicateur de santé et d'équilibre.

Apprendre à l'observer, à le comprendre, voire à le noter, permet de mieux appréhender ses besoins, d'anticiper certaines périodes de vulnérabilité ou de puissance, et d'accueillir chaque phase avec plus de bienveillance.

Ainsi, au lieu d'y voir une contrainte ou une simple horloge biologique, reconnaître la régularité et la diversité des cycles féminins permet de s'inscrire dans une perception plus harmonieuse de son propre corps.

C'est une invitation à une écoute attentive, à une réconciliation avec soi-même, et à une célébration de la richesse du féminin dans toutes ses nuances.

DIFFÉRENCES INDIVIDUELLES ET IMPORTANCE DE RESPECTER SON PROPRE RYTHME.

La féminité et la puissance intérieure s'expriment de manière unique en chaque femme. Il n'existe pas de modèle universel, pas de rythme imposé auquel il faudrait se conformer. Chacune suit son propre chemin, porté par son corps, son histoire et ses aspirations profondes.

UNE DIVERSITÉ ESSENTIELLE
Chaque femme est unique dans son rapport à son corps, à son cycle et à son énergie intérieure. Certaines ressentent une connexion profonde avec leurs rythmes naturels, tandis que d'autres évoluent selon des dynamiques plus fluctuantes.

Le cycle menstruel, par exemple, n'est pas une réalité monolithique : il varie selon :
- Les âges,
- Les émotions,
- Le mode de vie
- Les influences extérieures.

Certaines vivent des cycles réguliers et prévisibles, tandis que d'autres naviguent dans une variabilité qui leur est propre.

Au-delà du cycle biologique, le rythme intérieur de chacune est influencé par ses expériences, son environnement et son propre équilibre.
Apprendre à s'écouter, c'est reconnaître cette diversité et accepter qu'il n'y a pas une seule bonne manière d'incarner sa féminité.

L'IMPORTANCE DE L'ÉCOUTE DE SOI
Dans une société qui prône souvent la performance et la standardisation, il est facile de perdre de vue son propre rythme.
Pourtant, se reconnecter à soi passe par une écoute attentive de ses besoins et de ses ressentis. Il ne s'agit pas de suivre des injonctions extérieures, mais d'apprendre à discerner ce qui nourrit véritablement son bien-être.

Respecter son propre rythme, c'est aussi s'autoriser à ralentir quand le corps ou l'esprit le réclame, à s'accorder des pauses, à reconnaître ses fluctuations d'énergie sans culpabilité. C'est comprendre que le repos, la douceur et la patience sont autant d'éléments essentiels pour nourrir sa puissance intérieure.

CONSTRUIRE UN ÉQUILIBRE PERSONNEL
Trouver son propre rythme implique souvent de déconstruire certaines croyances et d'expérimenter ce qui fonctionne pour soi. Cela peut passer par des pratiques de reconnexion comme la méditation, l'écoute de son cycle, le mouvement intuitif ou encore l'écriture introspective.

Il est essentiel de cultiver un espace où l'on peut évoluer librement, sans jugement. Chaque femme mérite de respecter son propre rythme, de valoriser sa singularité et de célébrer sa propre essence.

En s'accordant cette liberté, on ouvre la porte à une féminité plus ancrée, plus alignée et pleinement vécue. Car c'est dans l'acceptation et la bienveillance envers soi-même que réside la véritable puissance intérieure.

OBSERVER ET SUIVRE SES CYCLES

Se reconnecter à soi passe par une meilleure compréhension de ses rythmes intérieurs, et le cycle menstruel en fait partie intégrante. Observer et suivre ses cycles permet non seulement de mieux anticiper les fluctuations du corps et de l'esprit, mais aussi d'adopter une approche plus douce et respectueuse envers soi-même.

POURQUOI OBSERVER SES CYCLES ?
Le cycle menstruel n'est pas qu'un phénomène biologique ; il influence :
- nos émotions,
- notre énergie,
- notre concentration,
- nos interactions avec le monde extérieur.

En prenant le temps d'observer ses cycles, on peut :
- Identifier les moments où l'on se sent pleine d'énergie et créative.
- Déceler les périodes de fatigue ou de repli sur soi.

- Anticiper les fluctuations hormonales et émotionnelles.
- Adapter son rythme de vie en fonction de ses besoins réels.

Connaître son cycle, c'est s'offrir la possibilité d'aligner son quotidien avec son corps et d'honorer ses besoins profonds.

COMMENT SUIVRE SES CYCLES ?

Il existe différentes méthodes pour suivre son cycle, allant des plus simples aux plus détaillées. L'essentiel est de choisir celle qui correspond à son mode de vie et à son niveau de confort.

Le journal de cycle :

Noter chaque jour ses ressentis physiques, émotionnels et énergétiques permet de repérer des schémas et des tendances propres à son corps.

Les applications de suivi :
Des outils numériques peuvent aider à suivre l'évolution du cycle, enregistrer des symptômes et mieux comprendre son rythme.

L'observation des signes corporels :
La température basale, la texture de la glaire cervicale ou encore l'état de la peau sont autant d'indicateurs précieux pour mieux cerner son cycle.

Les pratiques intuitives :
Certaines femmes choisissent d'être simplement à l'écoute de leurs sensations et d'observer leurs variations naturelles sans outils spécifiques.

ACCUEILLIR CHAQUE PHASE AVEC BIENVEILLANCE
Le cycle féminin se compose de plusieurs phases :
- Menstruelle,
- Folliculaire,
- Ovulatoire,
- Lutéale.

Chacune apporte son lot de sensations et de transformations. Apprendre à les identifier et les respecter permet d'harmoniser son quotidien avec son propre rythme biologique.

- La **phase menstruelle** invite au repos et à l'introspection.
- La **phase folliculaire** stimule l'énergie et la créativité.
- La **phase ovulatoire** favorise l'ouverture aux autres et l'expression.
- La **phase lutéale** demande souvent plus de douceur et de patience envers soi-même.

Accepter ces variations sans culpabilité, c'est cultiver une relation plus sereine avec son corps et sa féminité. Suivre son cycle devient alors un outil puissant d'auto-connaissance et d'épanouissement personnel.

BIEN VIVRE SON CYCLE AU QUOTIDIEN

Apprendre à bien vivre son cycle, c'est avant tout adopter une posture d'**écoute** et de **bienveillance** envers son corps. Plutôt que de subir les fluctuations hormonales, il est possible de les accompagner de manière harmonieuse pour en tirer le meilleur parti.

COMPRENDRE SON CYCLE POUR MIEUX L'ACCUEILLIR

Le cycle féminin est rythmé par différentes phases, chacune ayant son propre impact sur l'**énergie**, l'**humeur** et le **bien-être général**. En les identifiant et en adaptant son mode de vie en conséquence, il devient plus facile de naviguer à travers les variations naturelles du corps.

Phase menstruelle : Moment d'introspection et de ralentissement, cette période appelle au repos et à la récupération. Prendre soin de soi avec des pratiques douces (méditation, bain chaud, tisanes réconfortantes) permet de mieux vivre ces jours souvent marqués par la fatigue.

Phase folliculaire : L'énergie remonte progressivement. C'est le moment idéal pour initier de nouveaux projets, s'ouvrir aux autres et expérimenter des activités stimulantes.

Phase ovulatoire : Période de vitalité et d'épanouissement, elle favorise la communication et la créativité. C'est un bon moment pour des interactions sociales, des prises de décision et des activités physiques plus intenses.

Phase lutéale : Le corps se prépare à un éventuel nouveau cycle, entraînant parfois une baisse d'énergie et une sensibilité accrue. Il est important d'adopter une alimentation équilibrée, de privilégier le sommeil et de se ménager des moments de calme.

PRENDRE SOIN DE SOI À CHAQUE ÉTAPE

Bien vivre son cycle passe par des gestes simples et adaptés à chaque phase. Voici quelques conseils pour mieux accompagner ces changements naturels :

Alimentation : Adapter son alimentation en fonction des besoins de chaque phase peut avoir un impact significatif sur le bien-être. Favoriser les aliments riches en fer et en magnésium durant les règles, privilégier les protéines et les légumes frais en phase folliculaire, et augmenter l'apport en bonnes graisses et en hydratation en phase lutéale peut aider à maintenir un équilibre hormonal optimal.

Activité physique : Adapter son niveau d'exercice en fonction de son cycle permet d'éviter la fatigue excessive et de maximiser les bénéfices du mouvement. Les activités douces comme le yoga ou la marche sont idéales en période menstruelle, tandis que les séances plus dynamiques conviennent mieux aux phases folliculaire et ovulatoire.

Gestion du stress : Les fluctuations hormonales peuvent influencer l'humeur et le mental. Pratiquer la respiration consciente, la méditation ou encore l'écriture introspective aide à accueillir les émotions avec plus de sérénité.

Se réapproprier son cycle
Au-delà des aspects biologiques, bien vivre son cycle, c'est aussi embrasser pleinement sa féminité et honorer son rythme intérieur. Accepter les fluctuations, ralentir quand c'est nécessaire, et s'autoriser à respecter ses besoins, c'est cultiver une relation plus douce et équilibrée avec soi-même.

En valorisant cette approche consciente du cycle, chaque femme peut transformer cette réalité naturelle en un véritable atout pour son bien-être physique, émotionnel et mental.

CÉLÉBRER SES RÈGLES

Les règles ont longtemps été perçues comme un tabou, un fardeau à supporter ou un simple phénomène biologique à dissimuler.

Pourtant, elles représentent un **cycle naturel** puissant, un moment de renouvellement et de reconnexion à soi.

Changer de perspective et apprendre à célébrer ses règles, c'est honorer son corps et sa féminité avec **bienveillance** et **gratitude**.

TRANSFORMER SA VISION DES RÈGLES

Plutôt que de vivre cette période comme une contrainte, il est possible de la considérer comme une **opportunité** :

Un temps de repos et de régénération : Les règles marquent un moment où le corps se **nettoie** et se **renouvelle**. C'est l'occasion d'écouter ses besoins et de s'offrir du temps pour soi.

Une reconnexion à son cycle : Prendre conscience des rythmes naturels de son corps permet de mieux s'harmoniser avec ses besoins profonds.

Un symbole de puissance féminine : Dans de nombreuses cultures, les règles sont considérées comme une *manifestation du pouvoir créateur du féminin*. Les honorer, c'est aussi célébrer son lien avec la nature et les cycles de la vie.

DES RITUELS POUR CÉLÉBRER SES RÈGLES

Adopter des rituels symboliques ou pratiques peut aider à vivre ses règles plus sereinement et à en faire un moment privilégié :

Créer un espace de détente : Allumer une bougie, écouter une musique apaisante, prendre un bain chaud aux huiles essentielles favorise un état de relaxation et de bien-être.

Écrire ses ressentis : Noter ses émotions et sensations durant cette période aide à mieux comprendre ses besoins et à cultiver une relation bienveillante avec son cycle.

Se connecter à la nature : Passer du temps en extérieur, marcher pieds nus dans l'herbe, dans le sable ou observer la lune permet de ressentir un lien plus profond avec les cycles naturels.

S'accorder des soins bienveillants : Massage, yoga doux, infusion de plantes réconfortantes… Prendre soin de son corps durant ses règles est une manière de les accueillir avec gratitude.

CHANGER LE REGARD SOCIÉTAL
Célébrer ses règles ne se limite pas à une approche individuelle, c'est aussi un engagement collectif pour briser les tabous et normaliser ce processus naturel. Parler ouvertement des règles, éduquer les jeunes générations avec bienveillance, et revendiquer un respect des besoins physiologiques féminins dans la société permet de transformer les mentalités.

Ainsi, en changeant de regard sur ses règles et en les vivant comme un moment sacré, chaque femme peut retrouver un rapport plus apaisé et puissant avec son corps et son cycle.
Honorer ses règles, c'est honorer sa propre essence féminine et sa force intérieure.

RECONNECTER AVEC LA SENSUALITÉ ET LE PLAISIR

La sensualité et le plaisir sont des dimensions essentielles de l'épanouissement féminin. Pourtant, dans un monde où le rythme effréné et les injonctions extérieures prennent souvent le dessus, il est facile de perdre le contact avec ces sensations profondes. *Reconnecter avec sa sensualité, c'est retrouver le lien intime avec son corps, son désir et son bien-être, sans culpabilité ni retenue.*

REDÉCOUVRIR SON CORPS AVEC BIENVEILLANCE
La première étape pour renouer avec sa sensualité est d'apprendre à écouter son corps et à l'aimer tel qu'il est. Cela passe par des gestes simples :

Prendre le temps de se toucher et de s'explorer : Masser sa peau, sentir sa texture, observer ses réactions aux caresses permet d'éveiller ses sensations.

Accueillir son corps sans jugement : Plutôt que de se focaliser sur ses imperfections, apprendre à voir son corps comme un temple sacré qui mérite douceur et respect.

Bouger en conscience : danser, pratiquer le yoga, marcher pieds nus… Toutes ces actions permettent de se réapproprier son corps et d'en apprécier la vitalité.

SE RECONNECTER AUX SENS

La sensualité passe par l'éveil des **cinq** sens. Prendre plaisir à ressentir son environnement permet d'ancrer pleinement son corps dans l'instant présent :

Le toucher : s'entourer de matières agréables, prendre soin de sa peau avec des huiles parfumées, du lait corporel ou des bains relaxants.

L'odorat : Utiliser des huiles essentielles, allumer des bougies parfumées, respirer profondément des senteurs qui éveillent le désir, et qui vous font du bien.

Le goût : Savourer chaque bouchée d'un repas, explorer des saveurs nouvelles et gourmandes.

L'ouïe : Écouter de la musique envoûtante, des sons qui stimulent l'émotion et la sensualité.

La vue : s'habiller de manière à se sentir belle **pour soi-même**, créer un environnement visuellement agréable et inspirant.

CULTIVER LE PLAISIR AU QUOTIDIEN
Reconnecter avec sa sensualité, c'est aussi apprendre à intégrer le plaisir dans sa vie quotidienne. Il ne se limite pas à la sexualité, mais s'étend à tous les aspects de l'existence :

Prendre du temps pour soi : S'accorder des moments de détente, de plaisir et d'exploration personnelle.

Se libérer des croyances limitantes : Accepter son désir sans culpabilité, se réapproprier son droit au plaisir et à la jouissance.

Exprimer ses envies : Dans une relation ou pour soi-même, oser communiquer ses désirs et écouter ses besoins profonds.

Se reconnecter à la sensualité et au plaisir, c'est embrasser pleinement sa féminité et retrouver une connexion intime avec soi-même. En accueillant chaque sensation avec bienveillance et curiosité, on réapprend à savourer la vie et à s'aimer dans toute sa puissance.

SE RECONNECTER AUX CYCLES NATURELS DE LA TERRE

Dans un monde où le rythme effréné de la vie moderne nous éloigne de notre essence profonde, retrouver une connexion avec les cycles naturels de la Terre est une clé précieuse pour se recentrer. La nature fonctionne selon des rythmes immuables, du lever et coucher du soleil aux saisons qui s'enchaînent en un équilibre parfait. Nous sommes intimement liés à ces cycles, et renouer avec eux permet d'harmoniser notre énergie et de retrouver notre puissance intérieure.

COMPRENDRE L'INFLUENCE DES CYCLES NATURELS
Les cycles de la Terre influencent notre corps, nos émotions et notre bien-être. En prêtant attention à ces rythmes, nous pouvons ajuster notre propre manière de vivre et d'interagir avec le monde qui nous entoure :

Le cycle des saisons : Chaque saison apporte une énergie différente.

- **Le printemps** est un temps de renouveau et de croissance,
- **L'été** est une période d'expansion et d'abondance,
- **L'automne** invite au lâcher-prise et à la réflexion,
- **L'hiver** nous pousse au repos et à l'introspection.

Les cycles lunaires : La Lune influence notre énergie et nos émotions.

- La nouvelle lune est propice aux nouveaux départs,
- La pleine lune amplifie nos ressentis,
- Le premier et le dernier quartier nous invitent à l'action ou au réajustement.

Le rythme circadien : L'alternance du jour et de la nuit impacte notre sommeil, notre niveau d'énergie et notre humeur. Suivre un rythme régulier en accord avec la lumière naturelle aide à retrouver un équilibre profond.

PRATIQUES POUR SE RECONNECTER AUX CYCLES DE LA TERRE

S'aligner avec les cycles naturels ne demande pas de bouleversements radicaux, mais plutôt une attention accrue à notre environnement et à notre ressenti. Voici quelques pratiques simples :

Passer du temps dans la nature : marcher en forêt, sur la plage, observer le ciel étoilé, jardiner… Ces moments renforcent notre lien avec la Terre.

Ritualiser les changements de saison : célébrer l'équinoxe ou le solstice à travers des rituels simples (écriture d'intentions, allumage de bougies, méditation, cercle de femmes) permet d'ancrer la transition et d'honorer le cycle de la vie.

Vivre en accord avec la lumière naturelle : Se lever avec le soleil, tamiser les lumières le soir, passer du temps à l'extérieur sont des moyens efficaces de synchroniser notre horloge interne avec celle de la nature.

Observer la lune et ses effets sur nous : Noter son humeur et son énergie en fonction des phases lunaires permet d'identifier des tendances et d'adapter son rythme de vie.

UNE CONNEXION PROFONDE POUR UN BIEN-ÊTRE DURABLE

Se reconnecter aux cycles de la Terre, c'est se rappeler que nous faisons partie d'un tout. En adoptant une approche plus naturelle et consciente de notre quotidien, nous retrouvons un équilibre plus doux, plus intuitif et plus respectueux de notre nature profonde. En nous laissant guider par ces rythmes ancestraux, nous retrouvons un sentiment d'ancrage et de sérénité, renforçant ainsi notre lien avec nous-mêmes et avec le monde qui nous entoure.

LES LIENS ENTRE LA FEMME ET LA NATURE

Depuis toujours, la femme est intimement liée à la nature. Son corps, rythmé par des cycles similaires à ceux de la Terre et de la Lune, fait écho aux transformations perpétuelles du monde vivant. Se reconnecter à la nature, c'est donc renouer avec une part essentielle de soi, retrouver une harmonie profonde avec son essence féminine et sa puissance intérieure.

UNE CONNEXION ANCESTRALE

Dans de nombreuses traditions anciennes, la femme était considérée comme une manifestation du divin féminin, gardienne des cycles de la vie et de la fertilité. Les déesses de la Terre, telles que **Gaïa, Isis** ou **Pachamama**, symbolisent cette union sacrée entre la femme et la nature.

LE CYCLE MENSTRUEL REFLÈTE LES PHASES DE LA LUNE :
- **La nouvelle lune et la menstruation :** Un temps de repli, de renouveau et de régénération.

- **La lune croissante et la phase folliculaire :** Un moment d'expansion, de créativité et de montée d'énergie.
- **La pleine lune et l'ovulation :** Une période d'ouverture, de connexion aux autres et de pleine puissance.
- **La lune décroissante et la phase lutéale :** Un temps de recentrage, d'introspection et de préparation au cycle suivant.

RETROUVER SON ANCRAGE DANS LA NATURE

Vivre en connexion avec la nature permet de se sentir enracinée, stable et alignée avec son essence profonde. Voici quelques pratiques pour renforcer ce lien :
- Marcher pieds nus sur la terre pour ressentir son énergie et s'ancrer.
- Passer du temps en pleine nature (forêt, montagne, mer) pour observer et s'inspirer des cycles naturels.
- Créer des rituels saisonniers pour honorer les transitions et s'harmoniser avec le rythme de la Terre.
- Travailler avec les plantes en jardinant ou en utilisant des herbes médicinales pour prendre soin de son corps et de son esprit.

LA NATURE COMME MIROIR DE LA FÉMINITÉ

Tout comme la Terre traverse des périodes de floraison, de maturation, de repos et de renaissance, la femme vit ses propres cycles de transformation tout au long de sa vie. Accepter ces changements avec bienveillance, c'est honorer sa propre nature et s'autoriser à vivre pleinement chaque phase de son existence.

En renouant avec ce lien puissant entre la femme et la nature, chacune peut retrouver une source infinie de sagesse, de force et d'équilibre. Se reconnecter à la Terre, c'est aussi se reconnecter à soi, à son intuition, à sa créativité et à sa puissance intérieure.

LA LUNE, LES SAISONS, ET LEUR INFLUENCE SUR LE CYCLE FÉMININ

Le cycle féminin est profondément connecté aux rythmes naturels de la Terre et de la Lune. Depuis des millénaires, les femmes ont observé cette harmonie entre leur propre corps et les phases lunaires, ainsi que les saisons qui façonnent notre environnement.

Comprendre ces influences permet de mieux s'aligner avec ses énergies naturelles et de vivre son cycle avec plus de sérénité.

LA LUNE ET LE CYCLE FÉMININ

La Lune traverse un cycle de **29,5 jours**, un rythme similaire à celui du cycle menstruel. De nombreuses cultures anciennes considéraient la Lune comme un symbole du féminin sacré. Chaque phase lunaire correspond à une étape du cycle menstruel et influence nos émotions, notre énergie et notre intuition.

Nouvelle lune et menstruation : Cette phase est celle du renouveau, du repli sur soi et de la régénération. Comme la

Lune qui disparaît dans le ciel, *le corps élimine et se purifie*. C'est un moment idéal pour le repos et l'introspection.

Lune croissante et phase folliculaire : L'énergie remonte, la créativité et la motivation augmentent. C'est le moment d'*initier de nouveaux projets*, de prendre soin de soi et de nourrir son corps et son esprit.

Pleine lune et ovulation : La vitalité est à son apogée, l'intuition et la sensualité sont accrues. Comme la Lune qui éclaire pleinement le ciel, c'est une période de *rayonnement et d'échange.*

Lune décroissante et phase lutéale : L'énergie commence à diminuer, invitant au recentrage et à la préparation d'un nouveau cycle. C'est un moment propice au tri, à la réflexion et à la prise de recul.

LES SAISONS ET LE CYCLE FÉMININ
Tout comme la Terre traverse des cycles saisonniers, le corps féminin vit des phases comparables au fil du mois. Chaque saison correspond à une étape du cycle menstruel et influence notre état physique et émotionnel.

L'hiver et la menstruation : C'est une période d'hibernation, de calme et de retour à soi. Comme la nature qui se repose, le corps demande du repos et de la douceur.

Le printemps et la phase folliculaire : L'énergie renaît, la motivation grandit. Comme la nature qui fleurit, c'est un moment propice aux nouveaux départs, à la croissance et aux projets.

L'été et l'ovulation : La pleine vitalité est atteinte. Comme la saison estivale, c'est une phase d'ouverture, de confiance et de connexion aux autres.

L'automne et la phase lutéale : Le corps ralentit, l'introspection s'installe. Comme les feuilles qui tombent, c'est une période de lâcher-prise et de recentrage avant un nouveau cycle.

S'ALIGNER AVEC LES RYTHMES NATURELS
Se synchroniser avec les cycles lunaires et saisonniers permet d'optimiser son bien-être et de vivre son cycle avec plus de fluidité. Quelques pratiques pour y parvenir :
- Observer la Lune et son influence sur son énergie en tenant un journal menstruel.

- Vivre en accord avec les saisons, en adaptant son alimentation, son rythme de vie et ses activités.
- Créer des rituels lunaires pour honorer chaque phase de son cycle et cultiver une connexion plus profonde avec soi-même.

En comprenant ces interactions entre la Lune, les saisons et le cycle féminin, chaque femme peut retrouver une harmonie naturelle et vivre pleinement sa féminité en s'alignant avec les rythmes du vivant.

ÉCOUTER SON INTUITION

L'intuition, cette voix silencieuse et subtile qui résonne en nous, est souvent perçue comme un simple « sentiment », un ressenti qui échappe à la logique et à la raison. Cependant, pour les femmes, cette faculté innée d'écouter et de suivre leur intuition est bien plus qu'un simple don. C'est un outil puissant, un guide lumineux qui, lorsqu'on lui accorde l'attention qu'il mérite, permet de retrouver une forme d'équilibre, de sagesse et de force intérieure.

L'intuition n'est pas une magie, ni une pure coïncidence ; c'est un savoir ancestral, une forme de connaissance qui dépasse le rationnel, qui émane de notre expérience vécue et de notre connexion profonde avec nous-mêmes et notre environnement. Dans une société qui privilégie souvent la pensée logique et analytique, il devient essentiel de cultiver l'écoute de cette voix intérieure, de lui offrir la place qu'elle mérite.

UNE SOURCE DE CONFIANCE ET DE SAGESSE
Écouter son intuition, c'est faire confiance à cette voix intérieure qui nous guide bien souvent avant même que notre

esprit ne puisse formuler une explication rationnelle. Les femmes, grâce à leur sensibilité particulière et à leur capacité à percevoir les nuances émotionnelles et sociales, ont souvent une connexion plus directe avec cette dimension intuitive.

Cela ne signifie pas que l'intuition doit remplacer la réflexion ou la logique, mais plutôt qu'elle doit être un complément. En accordant une place à l'intuition, une femme renforce sa confiance en elle-même et en ses capacités à prendre des décisions qui lui correspondent profondément. C'est en écoutant cette voix intérieure qu'elle peut se libérer des pressions extérieures et des attentes sociales, pour faire des choix qui résonnent véritablement avec son être.

L'INTUITION ET LA FÉMINITÉ
La féminité n'est pas un simple concept social ou esthétique ; elle est un mélange subtil de forces et de sensibilités, de rationalité et d'émotions. L'intuition en fait partie intégrante, car elle permet de se connecter à la nature profonde de la femme, à ses désirs, à ses besoins et à ses aspirations les plus intimes. Elle offre une forme de réceptivité unique, celle qui permet de s'ajuster et de s'harmoniser avec son environnement, ses relations, et sa propre évolution.

Écouter son intuition, c'est aussi comprendre que la féminité ne se réduit pas à un seul aspect. Elle est plurielle, dynamique, et en perpétuelle évolution. Les moments d'incertitude, de doute, de confusion font partie de cette danse intérieure. L'intuition permet de naviguer à travers ces moments, en apportant des réponses qui, bien souvent, échappent à l'emprise du mental.

SE LIBÉRER DES PEURS ET DES JUGEMENTS
L'un des plus grands obstacles à l'écoute de son intuition est la peur. La peur de se tromper, la peur du jugement des autres, ou encore la peur de suivre une voie qui ne correspond pas aux attentes sociales. Ces peurs peuvent étouffer la voix de l'intuition et nous faire hésiter, nous faire douter.

Or, plus une femme apprend à écouter son intuition, plus elle développe une confiance inébranlable en elle-même. Cette confiance n'est pas née du conformisme ou des règles sociales imposées, mais de sa capacité à se reconnecter à son essence. *Chaque fois qu'elle choisit de suivre son intuition, elle renforce cette confiance, elle se libère des chaînes de l'incertitude et du jugement extérieur.*

L'INTUITION COMME FORCE DE CRÉATION

Dans la vie quotidienne, l'intuition peut se manifester de manière subtile – un sentiment inexplicable de savoir quelle décision prendre dans un moment précis, un pressentiment sur une rencontre, une orientation professionnelle ou personnelle qui semble évidente, sans raison apparente. Cette forme de créativité intuitive est un catalyseur pour l'épanouissement personnel et la réalisation de soi.

Dans l'acte de création, qu'il soit artistique, professionnel ou dans les relations, l'intuition joue un rôle majeur. C'est par l'écoute de cette voix intérieure que les femmes peuvent s'exprimer librement, sans contraintes, et transformer des idées floues en projets concrets. L'intuition les aide à se connecter à la source de leur propre créativité, et à créer avec authenticité.

CULTIVER L'ÉCOUTE INTUITIVE

Apprendre à écouter son intuition demande de la pratique. Il s'agit d'un processus subtil, qui peut se développer en accordant simplement du temps et de l'espace à ces ressentis. Méditation, moments de calme, journalisation ou simplement se retrouver seule dans la nature, sans distraction – toutes ces pratiques permettent de nourrir et d'affiner cette écoute intérieure.

Il est important de se rappeler que l'intuition ne se manifeste pas toujours de manière spectaculaire. Parfois, elle se présente sous forme de petites pensées, de gestes spontanés, ou même d'un changement d'énergie. La clé réside dans la capacité à être à l'écoute, sans jugement ni pression. ***Plus une femme se donne la permission de suivre son intuition, plus celle-ci devient claire et évidente.***

CONCLUSION :
Écouter son intuition, c'est honorer cette sagesse intérieure qui est en chaque femme. C'est se libérer des chaînes du doute et des attentes extérieures pour revenir à soi. C'est cultiver la confiance en soi, et se permettre de naviguer dans la vie avec une boussole interne, précise et éclairée. L'intuition est une invitation à vivre une vie plus authentique, plus en phase avec nos aspirations profondes, et plus sereine face aux défis du quotidien.

OUTILS

TENIR UN JOURNAL DES CYCLES

Objectif : Observer et comprendre ses rythmes internes.

Chaque jour, noter :
- Son énergie,
- Son humeur,
- Ses sensations physiques.
- Identifier les phases de son cycle : menstruelle, folliculaire, ovulatoire, lutéale.
- Ajouter des observations sur la libido, la digestion, le sommeil, l'intuition…

Pourquoi ? Cet exercice permet de voir des tendances et d'adapter son mode de vie en fonction de son cycle.

L'EXERCICE DU SCANNER CORPOREL

Objectif : Développer une connexion plus profonde avec son corps.
- S'installer dans un endroit calme.
- Fermer les yeux et porter attention à chaque partie de son corps, des pieds à la tête.

- Noter les sensations sans jugement : tensions, douleurs, picotements, légèreté…
- Respirer profondément et envoyer de la détente aux zones tendues.

Pourquoi ? Un corps écouté est un corps qui parle moins fort par la douleur.

MÉDITATION DE LA LUNE INTÉRIEURE

Objectif : Se connecter aux cycles lunaires et féminins.
- Visualiser la lune et ressentir ses différentes phases en parallèle avec son propre cycle.
- Formuler une intention en début de cycle (comme une nouvelle lune intérieure).
- Pratiquer un rituel simple à chaque phase : écriture, mouvement, bain relaxant…

Pourquoi ? L'énergie féminine est cyclique et liée aux rythmes naturels. Cet exercice aide à s'harmoniser avec eux.

ÉCOUTE INTUITIVE ET ALIMENTATION EN PHASE AVEC SON CYCLE

Objectif : adapter son alimentation selon ses besoins cycliques.

- Observer quels aliments font du bien à chaque phase du cycle.
- Expérimenter des aliments riches en fer pendant les règles, en oméga-3 en phase prémenstruelle, en protéines après l'ovulation…
- Noter comment le corps réagit et ajuster progressivement.

Pourquoi ? Le cycle menstruel influence les besoins nutritionnels. Manger en conscience optimise le bien-être hormonal.

DANSE LIBRE OU YOGA FÉMININ

Objectif : libérer les tensions et honorer sa féminité.
- Mettre une musique douce ou rythmée selon son ressenti du moment.
- Laisser le corps s'exprimer librement, sans chercher à contrôler les mouvements.
- Essayer des postures de yoga favorisant l'ouverture du bassin et la détente du ventre (papillon, déesse, posture du chat…).

Pourquoi ? Le mouvement conscient permet de libérer des émotions et d'améliorer la connexion corps-esprit.

CONCLUSION :

L'essence de la reconnexion.

Se reconnecter à sa féminité, c'est avant tout un retour à soi. Un chemin intime et puissant qui invite à écouter, ressentir et honorer son corps, ses cycles, ses émotions et son essence profonde.

Au fil de ces pages, nous avons exploré les multiples facettes de la féminité, de la connaissance du corps aux rythmes naturels qui nous traversent, en passant par l'expression de notre énergie créatrice et intuitive. Ce voyage, bien plus qu'un simple apprentissage, est une invitation à nous réapproprier ce qui a toujours été là : notre nature cyclique, notre puissance intérieure, notre douceur et notre force entremêlées.

Se reconnecter à soi, c'est :
- abandonner les injonctions et les carcans,
- Choisir de s'aimer pleinement, **dans nos éclats de lumière comme dans nos ombres**.
- Oser écouter cette voix intérieure qui murmure ce qui est juste pour nous, loin des attentes extérieures.
- Réconcilier le corps et l'esprit, le rationnel et l'intuitif, l'action et la contemplation.

Cette reconnexion est un voyage sans fin, une danse perpétuelle entre découverte et acceptation. Il n'y a pas de destination figée, seulement une invitation à avancer, à expérimenter, à ressentir. Chaque femme porte en elle une vérité unique, une essence singulière qui ne demande qu'à s'épanouir.

Alors, que cette reconnexion soit douce et vibrante, qu'elle soit une promesse d'amour envers soi-même. Que chaque pas posé sur ce chemin soit empreint de bienveillance et de confiance. Et surtout, que chacune trouve en elle la liberté d'être pleinement, intensément, profondément elle-même.

CHAQUE FEMME EST UNIQUE ET LE CHEMIN DE RECONNEXION EST PERSONNEL.

Ce guide est une invitation à explorer, à ressentir et à vous redécouvrir. Souvenez-vous qu'il n'y a pas de bonne ou de mauvaise façon de retrouver votre équilibre.

Vous êtes une femme forte, capable de guérir, de grandir et de briller. Je suis honorée de faire partie de votre voyage.

Il n'existe pas un seul et unique chemin pour se reconnecter à sa féminité, car chaque femme est une mosaïque d'expériences, de ressentis et d'énergies qui lui sont propres. Ce voyage est profondément personnel, façonné par notre histoire, nos blessures, nos aspirations et nos élans du cœur.

Certaines trouveront leur reconnexion à travers l'écoute de leur corps, d'autres en renouant avec leurs cycles, leur intuition ou leur créativité. L'essentiel est d'avancer à son propre rythme, en respectant ses besoins et ses ressentis.

Pour celles qui souhaitent aller plus loin dans cette exploration, je propose des soins énergétiques du Triangle d'Or d'Isis, une pratique puissante qui permet d'harmoniser les énergies féminines, d'ouvrir le cœur et de libérer les blocages émotionnels. Ces soins aident à renforcer la connexion à son intuition et à éveiller la dimension sacrée de sa féminité, il peut se réaliser en présentiel mais aussi en distanciel.

Je propose également des massages conçus pour détendre, rééquilibrer et ancrer cette énergie féminine en douceur. Ces moments sont une invitation à relâcher les tensions, à accueillir ses sensations et à s'offrir un espace de bien-être et de reconnexion profonde.

Quel que soit le chemin que tu choisiras, souviens-toi que chaque pas compte. Ce voyage est le tien, unique et précieux. Honore-le avec amour et bienveillance.

ANNEXES :

MON ARBRE TUTÉLAIRE :

Dans la tradition celtique, la nature est une entité sacrée, et l'arbre occupe une place centrale dans la perception du monde et du temps. Le calendrier celtique, attribué aux druides, repose sur un cycle lunaire et solaire, associé à des arbres tutélaires. Chaque arbre incarne une symbolique forte, liée à l'énergie de la saison, aux cycles de la vie et aux mystères de la féminité.

L'arbre tutélaire de chacun dépend de sa date de naissance. Chêne, bouleau, saule ou noisetier : chaque essence dévoile une facette du féminin sacré, qu'elle soit force, intuition, sagesse ou renaissance.

Voici Ton arbre en fonction de ta naissance.

LE CHÊNE : 21 mars.

LE BOULEAU : 24 juin.

L'OLIVIER : 23 septembre.

LE HÊTRE : 22 décembre

LE SAPIN : 2/11 janvier ou 5/14 juillet

L'ORME : 12/24 janvier ou 15/25 juillet

LE CYPRÈS : 25janvier/3 février ou 26 juillet/4 août

LE PEUPLIER : 4/8 février ou 1/14 mai ou 5/13 août

LE CÈDRE : 9/18 février ou 14/23 août

LE PIN : 19/29 février ou 24 août/2 septembre

LE SAULE : 1/10 mars ou 3/12 septembre

LE TILLEUL : 11/20 mars ou 13/22 septembre

LE NOISETIER : 22/31 mars ou 24 septembre/3 octobre

LE SORBIER : 1/10 avril ou 4/13 octobre

L'ÉRABLE : 11/20 avril ou 14/23octobre

LE NOYER : 21/30 avril ou 24 octobre/11 novembre

LE CHÂTAIGNER : 15/24 mai ou 12/21 novembre

LE FRÊNE : 25 mai/3 juin ou 22 novembre/1 décembre

LE CHARME : 4/13 juin ou 2/11 décembre

LE FIGUIER : 14/23 juin ou 12/21 décembre

LE POMMIER : 25 juin/4 juillet ou 23 décembre/1 janvier

L'IF : 3/11 novembre

NOTES PERSONNELLES

NOTES PERSONNELLES

NOTES PERSONNELLES

REMERCIEMENTS :

À toutes celles et ceux qui ont inspiré ces pages, qui m'ont soutenu·e dans ce voyage d'écriture et de réflexion sur la féminité, je vous exprime ma profonde gratitude.

Merci aux femmes qui, par leur force, leur sensibilité et leur résilience, m'ont montré mille visages de la beauté et du courage.

Merci à mes proches, amis, collègues, lectrices et lecteurs, pour leurs encouragements et leur bienveillance. Parce qu'il y a des personnes qui, par un mot ou un geste, donnent la force d'avancer et de croire en soi.

Que ce livre soit un hommage à vous toutes, et qu'il résonne en chacune comme une ode à, la féminité sous toutes ses formes.

Un immense merci à mes collègues de route Asta'zen, Coralie, Céline et Christine, avec qui je partage cette belle aventure humaine et thérapeutique. Votre engagement et votre sagesse nourrissent chaque jour ma réflexion et mon travail.

© 2025 PERRIER PASQUET, Maëva

Édition : BoD · Books on Demand, 31 avenue Saint-Rémy, 57600 Forbach, bod@bod.fr

Impression : Libri Plureos GmbH, Friedensallee 273, 22763 Hamburg (Allemagne)

ISBN : 978-2-3225-5565-9

Dépôt légal : Mai 2025

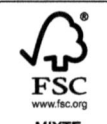